Inhaltsverzeichnis

Mit YOGA ABNEHMEN

FÜR GESUNDHEIT UND WOHLFÜHLGEWICHT

ANLEITUNGEN FÜR MEHR BEWEGLICHKEIT,

WENIGER STRESS

MEHR GELASSENHEIT UND EINEN GESUNDEN KÖRPER

BONUS: 38 Asanas (Übungen)

THERESA COMPO

Vorwort

Lebst du wie die meisten Menschen heutzutage, bist du
wie eine Biene beschäftigt und fährst in einem Teufelskreis
von Zuhause – zur Arbeit - nach Hause?

Fühlst du, dass deine Muskeln schwächer werden, die Kraft
läßt nach, du nimmst mit der Zeit immer mehr zu?
Aber gleichzeitig denkst du, dass du keine Zeit hast, dich
um dich selbst zu kümmern, dich aktiv zu bewegen und
eine angemessene Ruhe zu haben?

In der Tat, es braucht gar nicht so viel, um Kraft und
Gesundheit von Körper und Geist wiederherzustellen, es
braucht nur ein wenig Zeit und die richtige Anleitung!

Die einzigartigen Yoga-Komplexe für das Üben zu Hause
und am Arbeitsplatz erfordern minimale Anstrengungen
und werden das maximale Ergebnis liefern!

Yoga, das mysteriöse Erbe des Ostens, wurde den Menschen des 21. Jahrhunderts als transparenter und effizienter Ansatz für Gesundheit und Schönheit näher und gewohnter.

Die Möglichkeit, die Bewegungen für das ganze Leben einfach und flexibel zu halten, ist es wert, jeden Tag Yoga zu praktizieren.

Klassisches Yoga ist der Weg des Selbstverständnisses und der Weltwahrnehmung, der viele Jahrzehnte umfaßt.

Aber heutzutage möchte eine Person, die eine Yoga-Halle betritt, in der Regel ein schnelles Ergebnis erzielen, um sicherzustellen, dass Yoga genau das ist, was er oder sie benötigt.

Aufgrund dieser Massenanforderung erhielt die spontan entstandene Richtung den Namen Fitness Yoga, Yoga für Schönheit, Gesundheit und gute Laune.
Das bedeutet nicht, dass modernes Yoga die Grundlagen der klassischen yogischen Lehre bricht. Auf keinen Fall!

Modernes Yoga ist ein effizientes und zuverlässiges Mittel zur Kräftigung von Geist und Körper, das schnelle Ergebnisse liefern kann.

In diesem Buch werden wir die grundlegenden Asanas (Übungen) betrachten, wir werden über die Übungen zur Gewichtsreduktion für Bauch und Hüften und mit speziellem reinigendem Atem-Yoga lernen.

Alle Übungen wurden zur Formwiederherstellung entwickelt.

Die Übungen, die in diesem Buch aufgezeigt werden, helfen dir, das vergessene Gefühl der Bewegungsflexibilität zurückzugeben und Lebhaftigkeit und Unermüdlichkeit zu erleichtern.

Die schnelle Wiederherstellung der Form der Hüfte, des Gesäßes und der Bauchmuskeln erzeugt das sichtbare Bild des Gewichtsverlustes noch früher, als der Druck beginnt, objektiv abzunehmen.

Dies schafft sofort den wunderbaren Anreiz für den weiteren Unterricht.

Wie hilft Yoga, Gewicht zu verlieren?

Die Verwendung von Yoga zur Gewichtsreduktion ist schon lange bekannt, und viele Menschen greifen heutzutage aufgrund der facettenreichen Wirkung auf den Körper auf diese Methode zurück.

Was kann Yoga für die Gewichtsabnahme tun? Übergewicht ist in der Regel das Ergebnis mehrerer Faktoren.

Und Yoga wird helfen, drei von ihnen bereits zu bewältigen.
• Erstens trägt es dazu bei, die körperliche Belastbarkeit zu erhalten, ohne die das Verbrennen von Kalorien unmöglich ist.
• Zweitens wird der Stoffwechsel durch das Üben beschleunigt.

• Drittens ermöglicht Yoga dir, nützliche Essgewohnheiten zu erhalten.

Was verursacht den erhöhten Stoffwechsel bei Menschen, die Yoga praktizieren?

Die Sets beinhalten individuelle Übungen, die Shat-Karmas genannt werden. Sie gehören zu den Reinigungsaufgaben und versorgen den Körper mit maximaler Sauerstoffmenge.

Nachdem du in deinem Unterricht gelernt haben wirst, richtig zu atmen, wirst du dies im Alltag weiter tun. Während der Yoga-Übungen sind alle Muskelgruppen beteiligt.

Zum Beispiel werden die Gesäßmuskeln bereits nach einigen Wochen des Trainings elastischer - und dies ist eine Gruppe von Muskeln, die eher schwer zu beeinflussen ist.

Was das Gewicht betrifft, kannst du es reduzieren, wenn du regelmäßig übst.

Dieser Effekt kann zwar nicht so offensichtlich zum Ausdruck gebracht werden, da die Muskelmasse gleichzeitig mit dem "Verschwinden" von Fett gebildet wird.

Du mußt dir jedoch keine Sorgen machen, dass die Messwerte für die Änderungen, die mit deiner Form auftreten, nicht auffallend sind.

Fett aus Problemzonen wird entfernt, Muskeln werden entlastet und die Mobilität, Flexibilität und Beweglichkeit steigt.
Zur gleichen Zeit, wenn du die meisten Kraftübungen einschränkst und die Anzahl der Dehnübungen erhöhst, kann das Wachstum der Muskelmasse verlangsamt werden.

Und wenn ich zuviel Gewicht mitbringe?

"Welche Übungen sollte es für mich schon geben?" wirst du Dich fragen.
Und trotzdem gibt es genug.

Erstens spielt das Gewicht im Yoga keine Rolle. Dies ist kein Marathon oder Sporttanz.

Selbst wenn du dich physisch überfordert fühlst, du kannst immer zuerst einfache Asanas wählen, das funktioniert sehr gut.

Zweitens sind etwas stärkere Menschen oft flexibler als dünne Menschen.

Warum? Das ist ein Geheimnis der Natur.

Drittens, wenn du Kraftasanas ausführst, gibst du mehr Energie aus als schlanke Yogis, was bedeutet, dass du schneller Gewicht verlierst.

Und schließlich ist es viel bequemer für dich, "Sitz" Asanas durchzuführen, weil du ein hohes weiches Gesäß hast.

Ein integraler Bestandteil des Yoga zur Gewichtsreduktion ist die richtige Ernährung.

Es ist erstaunlich, dass dies normalerweise keine bewusste Anstrengung von Menschen erfordert: Du willst einfach kein Essen mehr, das als schädlich angesehen wird.

Es ist schwer zu glauben, aber es ist so - in den meisten Fällen.

Wie wählst du nun Deine spezielle Variante von Yoga zur Gewichtsreduktion?

Natürlich wurde Yoga nicht als eine Reihe von Übungen zur Gewichtsabnahme, sondern als ein System von körperlichen Übungen geschaffen, die es erlauben, den Körper gesund zu halten und fit zu bleiben.

Gleichzeitig begleitet motorische Aktivität die Übungen, was zwangsläufig zu weniger Kilos führt.

Bisher hat Yoga eine große Menge an Übungen in seinem Bestand. Welche von ihnen soll man wählen, um den Gewichtsverlust-Prozess effizienter zu machen?

Dazu hilft der folgende Hinweis:

• Wenn du die exzellente Form so schnell wie möglich bekommen möchtest, sollten die Trainingseinheiten eher in einem engeren Zeitraum erfolgen.

• Wenn du gesundheitliche Probleme hast, mußt du dich auf leichtere und sparsamere Übungen beschränken.

• Mit Dehnungs-Übungen mußt du dir keine Gedanken über die Erhöhung der Muskelmasse machen.

• Nach dem Training sollten keine Schmerzen auftreten. Das Auftreten von Schmerzen zeigt an, dass falsch trainiert wurde.

Beliebteste Formen des Yoga

Luftbild--Das ist natürlich Yoga ... in einer Hängematte! Aerial Yoga wurde in New York eingeführt und ist eine der neuesten Formen des Yoga.
Wenn du der abenteuerlustige Typ bist und schon mehr gewöhnungs-bedürftige Yogakurse hinter dir hast, dann ist es vielleicht an der Zeit, dass du es versuchst.

Ashtanga--Dies ist eine der ältesten Formen des Yoga (erinnerst du dich an Patanjalis *Sutras*?)

Und genau das werden wir in diesem Buch verwenden.
Ashtanga besteht aus sechs verschiedenen Haltungsreihen und wird überwiegend im Westen eingesetzt.

Bikram--Bikram Yoga wurde in den 1970er Jahren eingeführt und beliebt gemacht.
Die meisten Menschen, die während einer Yoga-Sitzung Gewicht verlieren und Kalorien verbrennen möchten, wenden sich Bikram Yoga zu.
Es ist auch bekannt als "Hot" Yoga - und das aus gutem Grund.

Die Klassen sind 90 Minuten lang und bestehen aus einer Reihe von 26 Posen, die während der Sitzung zweimal wiederholt werden.
Dabei ist der Raum auf 40° C und eine Luftfeuchtigkeit von 40% erhitzt!

Hatha--Hatha Yoga ist das, worauf alle anderen Arten von Yoga gegründet sind und verwendet einen ganzheitlicheren Ansatz als neuere Yoga-Varianten.

Es ist eine Kombination aus Meditation, Reinigung, Atmung und Körperhaltung.

Es ist sehr sanft und eignet sich hervorragend für Anfänger.

Kundalini -Das ist meiner Meinung nach eine der lustigsten Formen des Yoga. Kundalini Yoga basiert auf der Überzeugung, dass latente Energie an der Basis unserer Wirbelsäule gebunden ist und freigesetzt werden muss.

Kundalini Yoga verwendet Meditation und Atmung, um deine Chakren zu aktivieren und aufgebaute Energie freizusetzen.

Restorative--Dies ist ziemlich selbsterklärend.
Diese Art von Yoga konzentriert sich auf die Verwendung verschiedener Requisiten, um deinen physischen Körper mit deinem mentalen Zustand wiederherzustellen.

Es ist eine sehr sanfte und entspannende Form des Yoga.
Es ist besonders vorteilhaft für diejenigen, die lernen müssen, zu verlangsamen und Stress abzubauen.

Vinyasa--Der Begriff Vinyasa stammt aus der Sanskrit-Sprache und bedeutet eigentlich "Atem-synchronisierte Bewegung".
Genau das macht man bei dieser Art von Yoga.

Du bewegst dich durch eine Reihe von Posen, während du gleichzeitig deinen Atem ausatmest und einatmest, um dich durch jede Pose zu "tanzen".

Es wird manchmal auch als Vinyasa Flow bezeichnet.

Dies sind nur einige der beliebtesten Arten von Yoga, die heute in der westlichen Kultur praktiziert werden.

Die Arten von Yoga, die am besten zur Gewichtsreduktion verwendet werden, stammen aus diesen populäreren Versionen des modernen Yoga, die wir im nächsten Kapitel behandeln werden.

Yoga zum Abnehmen

Wie Yoga helfen kann, Gewicht zu verlieren

Im vorherigen Kapitel habe ich einige der beliebtesten Arten von Yoga beschrieben.

Logischerweise fragst du dich vielleicht: "Was ist die beste Art von Yoga, die mir hilft, das meiste Gewicht zu verlieren?"

Meine Antwort: Die Art von Yoga, die du tatsächlich auf einer konsistenten Basis tun wirst.

Wie bei jeder neuen Diät oder jedem Trainingsprogramm ist es einfach, sich in alle Details zu verwickeln und alles zu lernen und sicherzustellen, dass alles richtig ist.

Manchmal sind wir damit beschäftigt, all das zu tun, was uns von der Hauptsache ablenkt: Tun!

Du musst Maßnahmen ergreifen, um irgendwohin zu kommen, also finde die Art von Yoga, die zu dir und deinem Körper spricht und dich dazu bringt, wieder zu kommen und Tag für Tag zu üben.

Mit allem, was gesagt wird, gibt es jedoch bestimmte Posen und Arten von Yoga, die für die Gewichtsabnahme besser sind als andere.

Beste Arten von Yoga, um Gewicht zu verlieren

Vinyasa Flow -Wenn du Vinyasa Flow als die Gewichts-Verlust-Yoga-Übung deiner Wahl versuchst, dann kannst du erwarten, einige brennende Muskeln zu fühlen. Vinyasa Yoga konzentriert sich darauf, Dinge zu verändern und Deinen Körper in einem schnellen Tempo in Bewegung zu halten, um eine intensive Verbrennung auszulösen.

Diese Arten von Klassen sind oft eine der lebendigsten Arten von Yoga und wenn du die alltägliche und repetitive Natur anderer Formen des Yoga nicht magst, dann könntest du Vinyasa bevorzugen, da keine zwei Klassen gleich sein werden.

Du kannst damit rechnen, ungefähr 600 Kalorien pro Stunde zu verbrennen.

PowerYoga--Dies ist eigentlich eine Art von Vinyasa Yoga, aber es geht viel schneller.

Die Absicht dieser Art von Yoga ist es, den Kalorien-verbrauch zu maximieren und gleichzeitig die Muskeln zu stärken, um ein insgesamt herausforderndes Training zu bekommen.

Dies ist auch ein interpretativer Yoga-Stil, so dass jeder Lehrer wahrscheinlich seine eigene Variation in der Praxis haben wird. Der Stil kann sich von Klasse zu Klasse ändern.

Du kannst mit Kraft Yoga etwa 500 Kalorien pro Stunde verbrennen.

Bikram Yoga -Wie ich bereits erwähnt habe, bringt Bikram Yoga dich ins Schwitzen!

Dies bedeutet gute Nachrichten für die Gewichtsabnahme und es bietet auch eine reinigende Wirkung auf den Körper.

Die 26 traditionelleren Hatha-Posen wurden entwickelt, um jede Funktion aller Körpersysteme zu erfüllen, um zu helfen, die verschiedenen Teile deines Körpers wieder mit Sauerstoff zu versorgen und zu stärken.

Du kannst erwarten, etwa 500 Kalorien pro Stunde mit Bikram Yoga zu verbrennen.

Was ist mit Yoga zur Entspannung?

Nur weil ich die eher beruhigenden Formen des Yoga nicht in meine Liste aufgenommen habe (wie Hatha, Restorative und Ashtanga), bedeutet das nicht, dass es keine Möglichkeit gibt, Gewicht zu verlieren, wenn man diese Art von Yoga praktiziert.

Ich glaube tatsächlich, dass stärkendes und entspannendes Yoga beides unermessliche Vorteile bietet und bei der Gewichtsabnahme enorm helfen kann.

Ich würde persönlich nicht empfehlen, Erholungs- oder Entspannungs-Yoga als einzige Form der Übung zu verwenden, wenn du versuchst, Gewicht zu verlieren, aber sie sind großartig, um alles mit dem intensiveren Yoga-Training zu ergänzen.

Mein Vorschlag wäre, die intensiveren und Cardio-ähnlichen Yoga-Übungen am Morgen oder frühen Nachmittag zu machen, um den Tag zu beginnen und dir die nötige Energie zu geben.

An 2-3 Abenden pro Woche könntest du einen entspannenden Yoga-Kurs zum Stressabbau machen.

Dies würde helfen, Muskelkater zu lindern und auch dazu beizutragen, die Flexibilität schneller zu verbessern. Ganz zu schweigen davon, wenn du es abends vor dem Zubettgehen zu Hause tust, bringt dich das in einen besseren Zustand, ruhiger einzuschlafen.

Restoratives Yoga kann besonders gut für Menschen sein, die Schlafprobleme haben, weil es sie zwingt, sich darauf zu konzentrieren, still zu sein und den Geist zu beruhigen.

Wenn du 30 Minuten bis eine Stunde damit verbringst, im Grunde zu meditieren, wirst du deine Fähigkeit erhöhen, dich zu erholen und in Ruhe zu schlafen.

Yoga und Stressabbau

Indem du die stärkenden und entspannenden Formen des Yoga praktizierst, werden auch die Stress- und Spannungsniveaus sinken, indem du deinen Blutdruck und den Cortisolspiegel absenkst, während du gleichzeitig deine Flexibilität und Kraft erhöhst.

Wußtest du, dass regelmäßiges Üben von Yoga deine Reaktion auf Stress neu programmieren kann?

Das ist wahr. Wenn du neue Posen in der Yoga-Klasse lernen mußt, kann dies ein Stressfaktor in deinem Kopf sein

Du lernst, auf die körperlichen Anforderungen von Stress auf deinen Körper mit beständiger Atmung und Achtsamkeit zu reagieren.

Aus diesem Grund wird dein Nervensystem lernen, auf Stress im Laufe der Zeit anders zu reagieren und was du durch Yoga-Posen lernst, wird auch in andere Bereiche deines Lebens übertragen werden, die du bisher möglicherweise stressig fandest.

Das wird nicht selbstverständlich sein, und zuerst musst du dich wirklich darauf konzentrieren, positive Gedanken zu denken und die Kontrolle über deine Atmung zu behalten.

Mit genügend Übung hast du jedoch eine neue automatische Reaktion in deinem Nervensystem programmiert, die dir hilft, Tag für Tag mit Stress umzugehen.

Vielleicht bist du nicht so beeindruckt von dieser neuen Offenbarung.

Stress ist gar nicht so schlimm, oder?
Ich meine, ja, es ist nervig, aber tut es wirklich weh? Ist es nicht natürlich?
Na, schauen wir mal ...

Warum ist Stress schlecht?

- *Verursacht Krankheiten*

Wußtest du, dass chronischer Stress zur Entwicklung bestimmter Gesundheitsprobleme wie Diabetes, Herzerkrankungen, Depressionen / Angstzuständen, Alzheimer und sogar zum Tod führen kann?

- *Ruiniert deine Zähne-*

Wenn du gestresst bist, neigst du dazu, mit deinen Zähnen zu knirschen, was zu Zahnschmerzen, Kieferkrämpfen und sogar Zahnfleisch- erkrankungen führen kann.

- *Schwächt dein Immunsystem -*

Wenn du gestresst bist, werden die Abwehrkräfte deines Immunsystems deutlich niedriger sein, wodurch du viel anfälliger für Erkältungen und Infektionen werden wirst.

- *Beschleunigtes Altern-*

Wenn du unter viel Stress stehst, verhinderst du,
dass deine Zellen so schnell wachsen wie unter
normalen Umständen, was wiederum zu
Muskelschwäche, Sehstörungen und sogar Falten
führt!

- *Gewichtszunahme-*

Wenn wir gestresst sind, essen wir normalerweise
40% mehr Nahrung, als wir sonst verbrauchen
würden, was zu einer Menge zusätzlicher Kalorien
führt.
Wenn du ständig gestresst bist, wirst du ziemlich
viel essen - und auch diese Kilos draufpacken.

Bist du jetzt überzeugt?
Ich hoffe, dass ich dir gezeigt habe, wie wichtig es ist,
Stress aus deinem Leben zu verbannen - nicht nur für deine
allgemeine Gesundheit, sondern vor allem, wenn du Ziele
für das Abnehmen hast, die du erreichen willst.

In einem ständigen Stresszustand zu sein, wird es für dich
nur schwieriger machen, dich von zu viel Essen zu befreien,
und es wird dich auch dazu bringen, dich nach den Arten
von Lebensmitteln zu sehnen, die schlecht für dich sind.

Aber keine Sorge!

Mit regelmäßiger Yoga-Praxis und körperlicher Bewegung
als Teil deiner täglichen Routine wird es leicht für dich,
deine Stress-Gewohnheit über Bord zu werfen und die
gesündeste Version von dir selbst zu sein, die du sein
könntest.

Baum-Pose

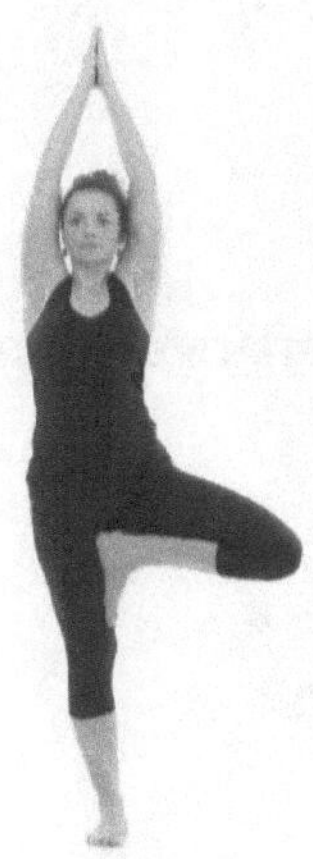

Schritt 1: Stell-dich zunächst in Berghaltung (= ganz gerade und aufrecht hinstellen) und beginne, dein Gewicht ein wenig auf deinen linken Fuß zu verlagern.

Halte die Innenseite des Fußes fest auf dem Boden und beuge das rechte Knie.

Langsam nach unten greifen und den rechten Knöchel mit der rechten Hand greifen.

Schritt 2: Zieh deinen rechten Fuß nach oben und lege ihn so weit wie möglich an deinen inneren linken Oberschenkel, bis es sich gut anfühlt.

Dein Ziel sollte schließlich sein, deine rechte Ferse in deine linke Leistengegend völlig flach mit deinen Zehen zu drücken, die zum Boden weisen.
Halte deinen Beckenknochen direkt über deinem linken Fuß.

Schritt 3: Visualisiere, wie du das Steißbein verlängerst und halte das so lange wie möglich gerade.
Drücke deinen rechten Fuß auf deine inneren Oberschenkel und lege dann deine Hände in die Gebetsposition vor dir, geradeaus.

Wenn du deine Hände nicht in Gebetsposition bringen möchtest, kannst du du auf deine Hüften oder an deine Seiten legen.

Bleibe 1 Minute in dieser Position und atme gleichmäßig.

Ziele: Rumpf und Seiten der Bauchmuskeln sowie stabilisierende Beinmuskeln

Stuhlhaltung

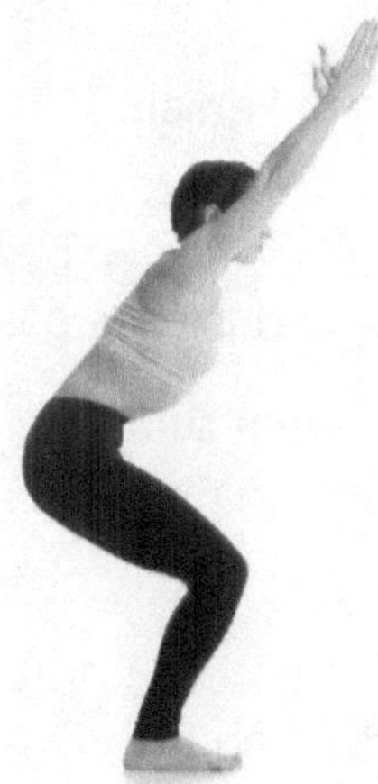

Schritt 1: Beginne in der Berghaltung. Wenn du einatmest, bring deine Arme senkrecht zum Boden.

Du kannst deine Hände zusammenhalten, oder du kannst deine Arme parallel halten, die Handflächen nach innen - was auch immer am bequemsten ist.

Schritt 2: Während du ausatmest, beuge die Knie und bring deine Oberschenkel so parallel wie möglich zum Boden. Deine Knie werden über deinen Füßen sein und der Oberkörper wird leicht über den Oberschenkeln sein, bis du im rechten Winkel mit den Oberseiten deiner

Oberschenkel bist.

Drücke deine Oberschenkelknochen zu deinen Fersen.

Schritt 3: Spanne die Schulterblätter fest an und drücke das Steißbein nach unten zum Boden und nach innen zum Schambein.

Versuche, deinen unteren Rücken lang zu machen.

Bleibe 1 Minute in dieser Position.
Atme ein und hebe deine Arme, während du ausatmest und deinen Körper zurück in die Berg Pose bringst.

Ziele: Po und Oberschenkel

Hohe Ausfallpose

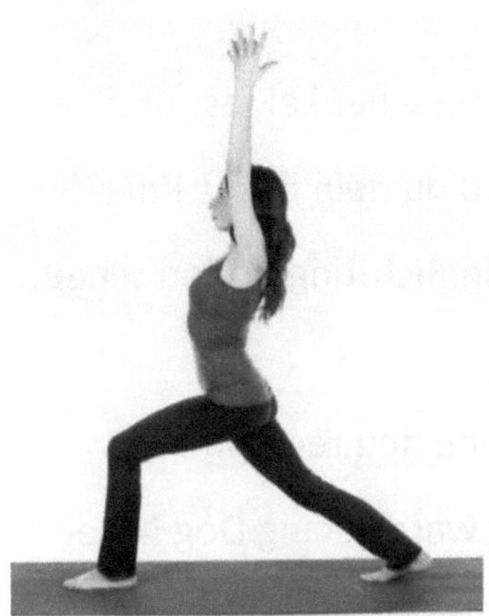

Schritt 1: Positioniere dich in der Standing-Forward-Bend-Pose (siehe Bild oben) und beuge dein Knie leicht.

Wenn du einatmest, trete mit dem linken Fuß an den Rand deiner Matte und achte darauf, dass der Fußballen auf dem Boden liegt.

Stelle den Fuß nun soweit zurück, dass dein rechtes Knie einen rechten Winkel bildet.

Schritt 2: Positioniere deinen Oberkörper jetzt über deinen rechten Oberschenkel und strecke dich so weit wie möglich.

Lockere deine Leistengegend, indem du dir vorstellst, dass dein rechter Oberschenkel zum Boden hin sinkt, während du nach vorne schaust.

Halte gleichzeitig deinen linken Oberschenkel fest und ziehe ihn zur Decke hoch, während du dein linkes Knie gerade hältst und die linke Ferse in Richtung Boden schaut.

Schritt 3: Wenn du ausatmest, ziehe den rechten Fuß zurück und gehe in Stellung Downward Facing Dog (=siehe Bild weiter unten).

Wenn du wieder einatmest, bewege den linken Fuß zwischen deinen Händen nach vorne und wiederhole den Ausfallschritt auf dem gegenüberliegenden Bein.

Bleibe 1 Minute in dieser Position und atme gleichmäßig.
Dann wiederhole alles auf der gegenüberliegenden Seite.

<u>*Ziele:*</u> *Bauch, Arme und Gesäß*

Intensive Seitendehnungshaltung

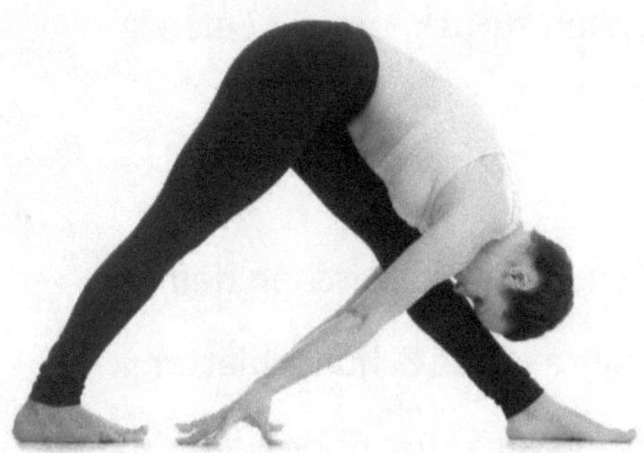

Schritt 1: Beginne wieder in der Berghaltung Pose. Während du ausatmest, ziehe deine Füße 3-4 Fuß auseinander und lege deine Hände auf deine Hüften. Drehe den linken Fuß ca. 45-60 Grad nach rechts und lege den rechten Fuß um 90 Grad nach außen.

Achte darauf, deine Fersen in einer Linie zu halten. Halte deine Oberschenkel fest und drücke deinen rechten Oberschenkel nach außen - das Ziel ist, deine Kniescheibe über deinen Knöchel auszurichten.

Schritt 2: Während du ausatmest, drehe deinen Oberkörper nach rechts, so dass dein Beckenknochen rechtwinklig zur Kante der Matte ist.

Wenn du deine linke Hüfte nach vorne richtest, drücke deinen Oberschenkelknochen zurück, um die Ferse zu verankern.

Stelle dir vor, du drückst einen Block zwischen deinen inneren Schenkeln und fixiere deine Schulterblätter, während du deinen Körper in Richtung Boden verlängerst. Du solltest deinen Oberkörper leicht zurückbiegen.

Schritt 3: Atme erneut aus und lehne deinen Oberkörper nach vorne über dein rechtes Bein und halte an, wenn du parallel zum Boden bist.
Drücke nun deine Finger neben deinem rechten Fuß auf den Boden und stabilisiere dich.
Wenn du den Boden nicht berühren kannst, verwende einen Block oder einen Stuhl. Hebe die Spitze deines Brustbeins an, während du deine Oberschenkel nach hinten drückst und strecke dich.

Schritt 4: Achte darauf, deine vordere Hüfte beweglich zu halten, während du weiterhin die äußeren Oberschenkel drückst.

Die Basis deines großen Zehs und der inneren Ferse sollten fest in den Boden gespreizt werden, während du deine Leistengegend und den vorderen Teil deines Beckens anhebst.

Schritt 5: Halte deinen Kopf und Oberkörper parallel zum Boden und atme tief für 5-10 Atemzüge.

Während du dies tust, beginnst du, die Dehnung zu vertiefen, indem du deinen Oberkörper noch näher an die Oberseite deines Oberschenkels bringst, wobei du darauf achtest, deinen Rücken nicht rund, sondern gerade zu halten.
15-30 Sekunden halten und beim Einatmen loslassen.

Bleibe 1 Minute in dieser Position und atme 5-10 Atemzüge. Wechsle dann zum gegenüberliegenden Bein.

Ziele: Bauchmuskeln, Beinbeuger und Beine

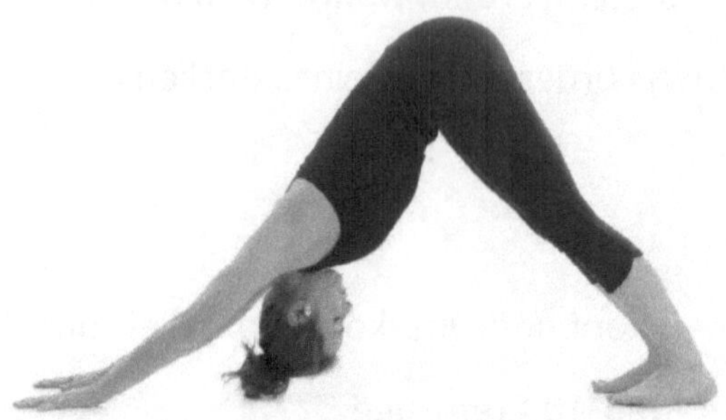

Schritt 1: Gehe auf Händen und Knien auf den Boden, so dass deine Knie direkt unter den Hüften liegen und deine Hände leicht vor deinen Schultern liegen, während du deine Zehen nach unten hältst.

Schritt 2: Während du ausatmest, nimmst du die Knie von der Matte und hältst du eine leichte Biegung, während du die Fersen von der Matte weghebst.

Konzentriere dich darauf, dein Steißbein (visuell) zu verlängern, und drücke es sanft in Richtung Schambein. Hebe deinen Hintern hoch zur Decke und stelle deine Knöchel parallel.

Schritt 3: Beim nächsten Ausatmen dehnst du die Fersen auf die Matte und streckst du die Knie durch.

Halte die Arme fest und drücke die Handflächen in die

Matte, während du deine Schulterblätter zurückziehst und

streckst.

Halte deinen Kopf in einer Linie mit deiner Wirbelsäule und

achte darauf, dass er nicht nach unten hängt.

Bleibe 1 Minute in dieser Position und atme gleichmäßig.

<u>*Ziele:*</u> *Arme, Bauch und Beine*

Kobra-Haltung

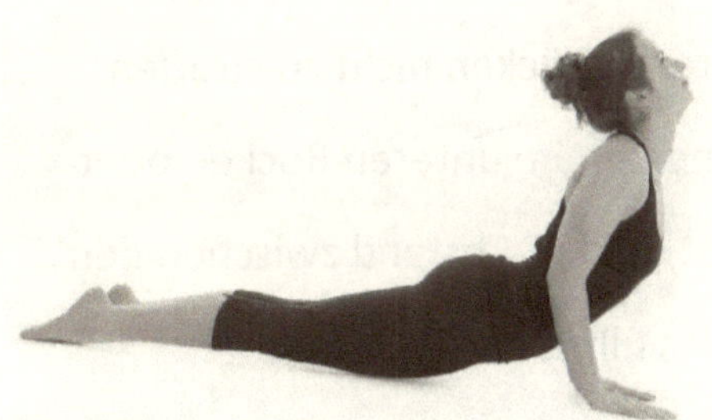

Schritt 1: Lege dich mit ausgestreckten Beinen auf den

Bauch und berühre den Boden mit den Füßen.

Als nächstes legst du deine Hände auf den Boden direkt

unter deinen Schultern, während du deine Ellbogen zurück

und in deine Seiten drückst.

Schritt 2: Erzeuge Druck auf die Oberseiten deiner Füße und Oberschenkel und Schambein, indem du dich fest in den Boden drückst.

Während du einatmest, streckst du deine Arme und hebst deine Brust vom Boden.

Stelle sicher, dass du dein Schambein nicht vom Boden hebst.

Schritt 3: Spanne deine Schulterblätter fest an, während du deine Brust nach vorne "aufbläst" und dadurch die Spitze deines Brustbeins anhebst.

Achte darauf, deinen unteren Rücken nicht zu straffen. Wenn du ein wenig Schmerzen im unteren Rücken oder Druck bemerkst, könntest du den Abstand zwischen den Beinen vergrößern, da dies hilfreich sein kann.

Bleib 30 Sekunden in dieser Pose, während du langsam und gleichmäßig weiter atmest. Beim Ausatmen entspannen.

Ziele: Bauch, Arme und Gesäß

Krieger, den ich stelle

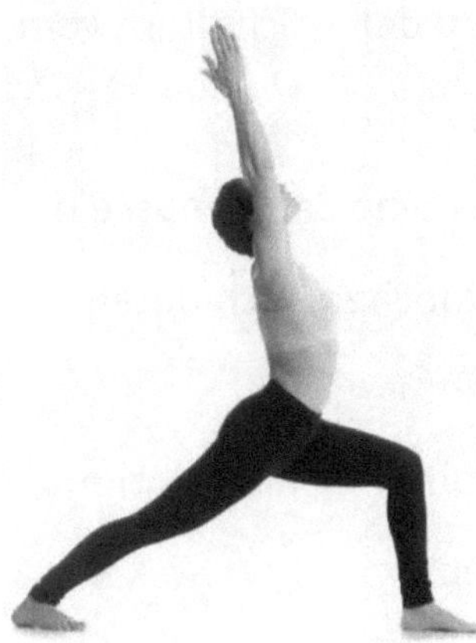

Schritt 1: Beginne wieder in Berg Pose und atme aus, während du deinen linken Fuß 3-4 Fußlängen hinter dich bringst.

Drehe nun deinen linken Fuß um 45 Grad nach außen, während du den rechten Fuß nach vorne schiebst.

Schritt 2: Achte darauf, beide Hüften nach vorne und parallel zum Boden zu halten, während du deine Schultern nach vorne drückst.

Atme ein und hebe beide Arme senkrecht zum Boden.

Achte darauf, sie offen und schulterbreit auseinander zu halten.

Schritt 3: Strecke deine Fingerspitzen und richte deine Handflächen nach innen, während du deine Schultern vom Nacken wegziehst.

Während du ausatmest, spannst du deine Bauchmuskeln an und bringst damit deine Beckenknochen nach unten.

Schritt 4: Bewege das rechte Knie vorsichtig nach vorne und richte das Knie über der Ferse aus.

Atme weiter und vergewissere dich, dass der Druck in deiner rechten Ferse und nicht in den Zehen liegt.

Schritt 5: Achte dann darauf, deinen Kopf neutral zu halten, indem du entweder nach vorne schaust oder deinen Kopf nach hinten neigst, um zu deinen Daumen zu schauen.

Bleib in dieser Pose für bis zu 1 Minute und wiederhole dann auf der gegenüberliegenden Seite.

<u>Ziele:</u> *Hüften, Bauch und Oberschenkel*

Fisch-Pose

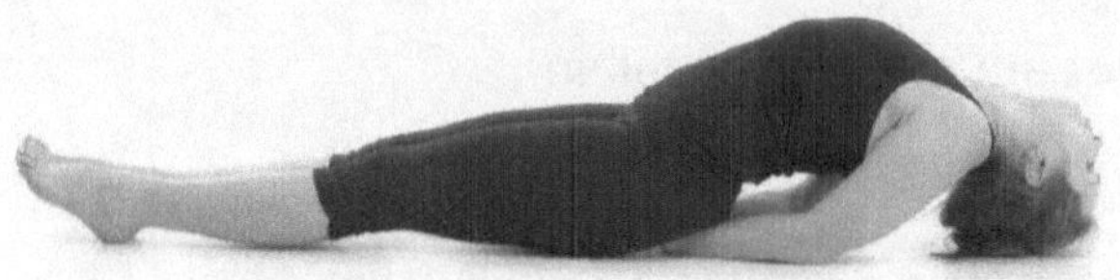

Schritt 1: Beginne, indem du dich auf dem Rücken liegend auf dem Boden mit den gebeugten Knien und den Füßen flach auf dem Boden ausstreckst.

Während du einatmest, hebst du das Becken leicht vom Boden und läßt gleichzeitig deine Hände (Handflächen nach unten) bis zur Basis deines Hintern gleiten.
Lege deinen Hintern auf dem Handrücken ab und halte das für die Dauer der Pose aufrecht, ohne dich von deinen Händen zu erheben.

Denke daran, die Unterarme und Ellbogen an die Seite deines Rumpfes zu drücken.

Schritt 2: Während du einatmest, drückst du die Unterarme und Ellbogen fest gegen den Boden und die Schulterblätter in den Rücken.

Beim Einatmen löst du den oberen Teil deines Rumpfes und deinen Kopf vom Boden auf und läßt dann deinen Kopf langsam wieder auf den Boden fallen.

Du solltest entweder deinen Kopf auf den Hinterkopf oder, wenn möglich, auf das Schädeldach legen - es hängt nur davon ab, wie hoch der Bogen in deinem Rücken ist und wie hoch deine Brust angehoben ist.

Stelle auf jeden Fall sicher, dass du nicht zu viel Gewicht auf deinen Kopf bringst, damit du deinen Nacken nicht verletzt.

Schritt 3: du könntest entweder deine Beine strecken oder du gebeugt halten.
Allerdings, wenn du dich entscheidest, die Füße auszustrecken, müssen sie immer durchgestreckt und die Fersen am Boden bleiben, damit die Schenkel angespannt bleiben.

Bleibe 30 Sekunden in dieser Position, während du tief ein und ausatmest.

Ziele: Arme, Bauch, Beine und Rücken

Nach oben blickender Hund

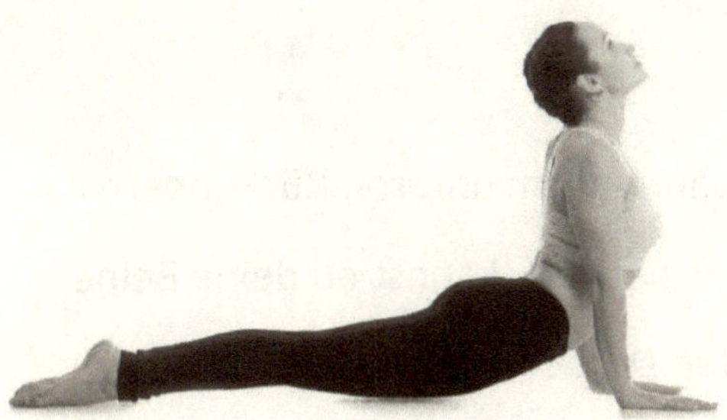

Schritt 1: Leg dich auf den Bauch auf den Boden und strecke die Beine hinter dich aus, wobei die Oberseiten der Füße gegen den Boden gedrückt werden.

Bewege deine Unterarme senkrecht zum Boden und lege die Handflächen auf den Boden auf beiden Seiten von dir.

Schritt 2: Während du einatmest, drückst du deine Hände in den Boden, als würdest du einen Liegestütz machen, strecke die Arme, während du Oberkörper und Beine vom Boden hebst.

Schritt 3: Schiebe das Steißbein nach unten in Richtung Schambein und hebe dann das Schambein Richtung Bauchnabel.

Schiebe dein Schulterblatt zurück und hebe die Brust, aber nicht aufblasen/einatmen.

Achte darauf, keine Spannung im unteren Rückenbereich zu erzeugen. Wenn dies passiert, kannst du deine Beine breiter spreizen, um den Druck zu verringern.

Bleib in dieser Pose für bis zu 1 Minute. Wenn du das Gefühl hast, dass du dem Rückbeugen entgegenwirken mußt, könntest du danach eine Kinderpose machen.

Ziele: *Arme, Bauch und Beine*

Bootshaltung

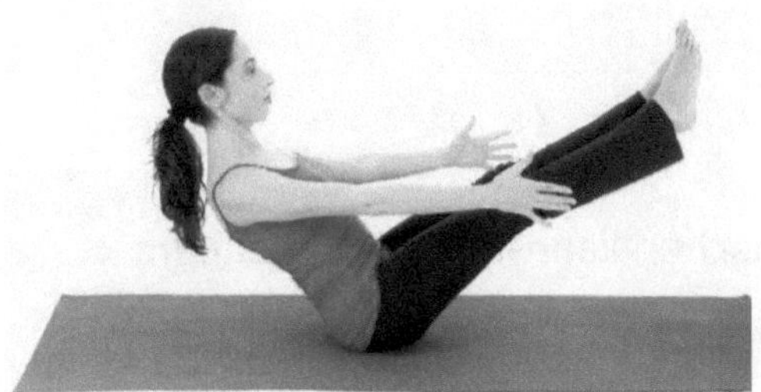

Schritt 1: Bringe dich in eine sitzende Position, schließe deine Füße zusammen mit den gebeugten Knien.

Halte die Kniekehlen und konzentriere dich darauf, die Wirbelsäule gerade zu halten, während du dich leicht zurücklehnst.
Achte darauf, dass du nicht umkippst, wenn du auf die Kante deiner Po-Knochen kommst.

Schritt 2: Schaue geradeaus und beim Einatmen hebst du deine Füße ein paar Zentimeter über den Boden, balanciere auf deinem Hintern, atme ruhig ein und aus, während du dein Gleichgewicht findest.

Schritt 3: Strecke den Rücken, während du deine Fersen sanft auf Kniehöhe hebst und dabei deine Knie gebeugt hältst.

Wenn du das leicht machen kannst und dich bequem fühlst, dann lass deine Beine los und bringe deine Arme nach vorne, während du die Brust breit hältst.

Wenn du dich immer noch gut und ruhig fühlst, kannst du deine Beine diagonal in der Luft vor dir aufrichten, wobei du darauf achtest, dass du deinen Rücken nicht rund machst.

Bleib so lange wie möglich in dieser Position, aber mindestens 30 Sekunden.

<u>*Ziele:*</u> *Bauch und Rücken*

Chaturanga Pose (Viergliedriger Stab)

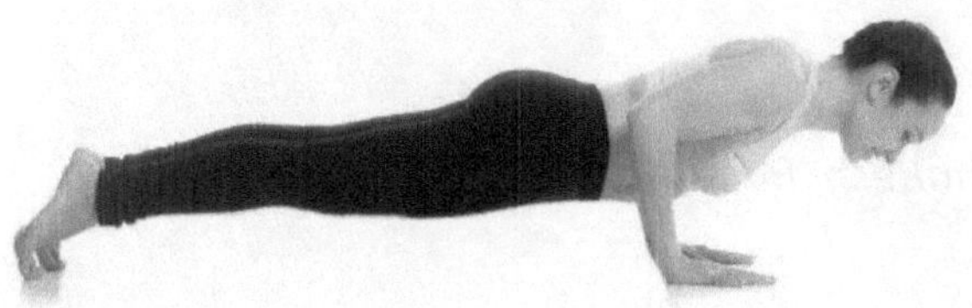

Schritt 1: Gehe in die „Abwärtsgerichteter Hund Pose" und dann in die „Plank Pose". Spanne deine Schulterblätter fest an und das Steißbein wird in Richtung Schambein gezogen.

Schritt 2: Während du ausatmest, senkst du den Rumpf und die Beine sanft ein paar Zentimeter parallel zu deiner Matte ab.

Achte immer darauf, deinen Rücken richtig ausgerichtet und gerade zu halten und schiebe deine Schambein nach innen in Richtung Bauchnabel.

Schritt 3: Stelle sicher, dass deine Schulterblätter nicht zusammengedrückt werden und halte deine Ellbogen dicht an deinen Seiten, während du deine Finger in die Matte drückst.

Hebe dein Brustbein und deinen Kopf, damit du nach vorne schauen kannst.

Bleibe in dieser Position für bis zu 30 Sekunden, wenn du kannst.

<u>Ziele:</u> Arme, Schultern, Bauch und Rücken

Bow Pose

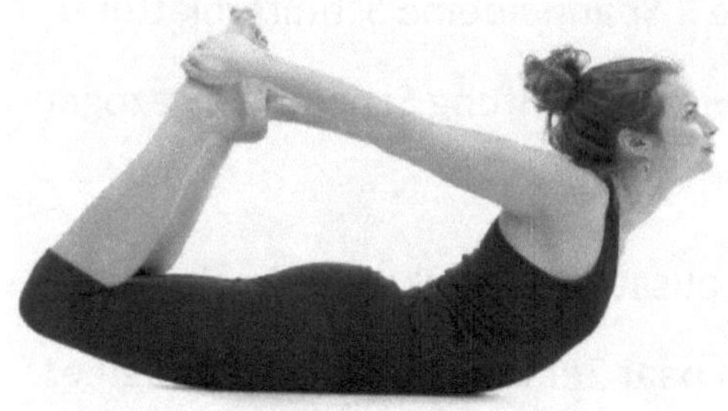

Schritt 1: Beginne auf dem Bauch liegend mit den Händen auf beiden Seiten des Rumpfes, die Handflächen zeigen nach oben.

Wenn es nötig ist, könntest du eine Decke aufrollen, um eine zusätzliche Polsterung zu haben, wenn es deinem Magen oder Bauch sonst wehtut.

Schritt 2: Während du ausatmest, beugst du die Knie und bringst deine Fersen so nah wie möglich an deinen Hintern.

Greife dabei mit beiden Händen zurück und halte dich an deinen Knöcheln. Halte deine Knie hüftbreit für die gesamte Länge der Pose.

Schritt 3: Beim Einatmen hebst du deine Fersen von deinem Po und den Oberschenkeln weg vom Boden, probiere, soviel Kraft wie möglich aufzuwenden, ohne dass es weh tut natürlich.

Dadurch hebst du den Oberkörper und den Kopf vom Boden ab.
Entspanne deine Rückenmuskulatur und drücke das Steißbein in Richtung Boden.

Konzentriere dich darauf, deine Oberschenkel und die Fersen höher in die Luft zu heben und drücke die Schulterblätter fest in deinen Rücken, um dein Herz zu öffnen.
Stelle sicher, dass deine Schultern sich nicht verdrehen und du geradeaus schaust.

Bitte beachte unbedingt: Diese Haltung macht es etwas schwierig, ruhig und tief zu atmen, aber probiere es!

Konzentriere dich auf das Atmen in den Rücken deines Torsos.

Bleibe 30 Sekunden in dieser Position und konzentriere dich auf deine Atemtechnik.
Wenn du ausatmest, lasse sanft alles aus und lege dich für ein paar Atemzüge flach hin.

Ziele: Rückenmuskulatur und Kern

Unterstützter Schulterständer

Schritt 1: Zuerst solltest du deinen Platz vorbereiten. Lege dazu mehrere feste Decken zu übereinander gestapelten Rechtecken.

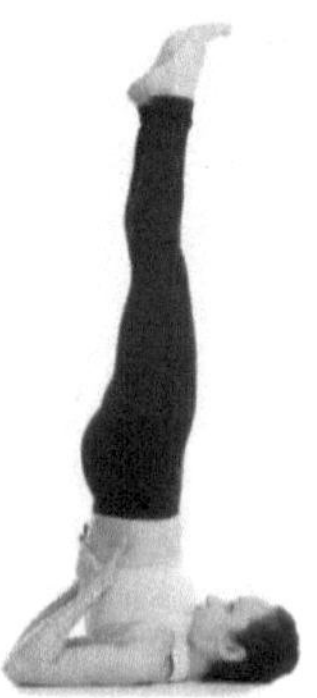

Diese wirst du so groß machen müssen, dass du genug Platz hast, um dich bequem in die Pose zu bringen - etwa 50 x 100 cm.

Wenn du möchtest, kannst du auch eine Matte über die Decken legen, damit du in deiner Pose leichter greifen kannst.

Schritt 2: Lege dich nun auf die Decken, stütze deine Schultern und gehe auf den Boden, während du die Arme zur Seite hältst.

Als nächstes beuge die Knie und lege deine Füße auf den Boden mit deinen Fersen zu deinem Hintern. Während du ausatmest, drücke deine Arme in den Boden und deine Füße vom Boden weg, während du deinen Oberschenkel zu deinem Oberkörper ziehst.

Schritt 3: Hebe dein Becken und den Rücken nach oben und weg vom Boden, während du dich weiter anhebst und deine Knie zu deinem Gesicht kommen.

Als nächstes positionierst du deine Arme parallel zum Rand deiner Decke und drückst du deine Finger auf den Boden, Daumen nach hinten zeigend. Beuge die Ellbogen und ziehe sie zueinander.

Deine Oberarme sollten gegen die Decke und die Handflächen an der Rückseite des Rumpfes liegen, während du deinen Beckenknochen über deine Schultern hebst, so dass sie senkrecht zum Boden sind.

Gehe langsam mit den Händen zum Boden (auf den Rücken), während du sich darauf konzentrierst, die Ellbogen schulterbreit zu halten.

Schritt 4: Während du einatmest, strecke deine Knie nach oben durch und richte deine Oberschenkel mit deinem Oberkörper aus, während du deine Fersen zum Hintern hängen lässt.
Drücke das Steißbein in Richtung Schambein und drücke deine Ober-schenkel durch.

Bei einem weiteren Einatmen, strecke deine Knie und drücke deine Fersen an die Decke. Wenn du deine Beine vollständig ausgestreckt hast, strecke die großen Zehen weg und halte dich so.

Schritt 5: Achte auf deinen Körper und entspanne die Stellen, die angespannt sind.

Spanne jedoch deine Schulterblätter fest gegen deinen Rücken und drücke dann dein Brustbein nach oben in Richtung Kinn.

Die Stirn sollte parallel zum Boden und senkrecht zum Kinn sein. Um deine Basis zu stärken, kannst du die Rücken deiner Arme und Oberseiten deiner Schultern in die Decke drücken, um mehr Unterstützung zu erhalten.

Du solltest versuchen, den oberen Teil deiner Wirbelsäule vom Boden zu heben und auf deine Brust zu schauen.

Wenn du ein Anfänger bist, bleibst du für etwa 30 Sekunden in dieser Position.

Du kannst diese Zeitspanne jeden Tag um 5-10 Sekunden erhöhen, das richtet sich danach, wie es angenehmer für dich ist.

Schließlich solltest du diese Pose mehrere Minuten lang halten können.

Nimm dir Zeit, um aus dieser Haltung zu kommen, während du ausatmest und die Knie beugst, während du deinen Rücken und Oberkörper langsam wieder auf den Boden rollen.

<u>Ziele:</u> Arme, Bauchmuskeln und Gesäßmuskeln

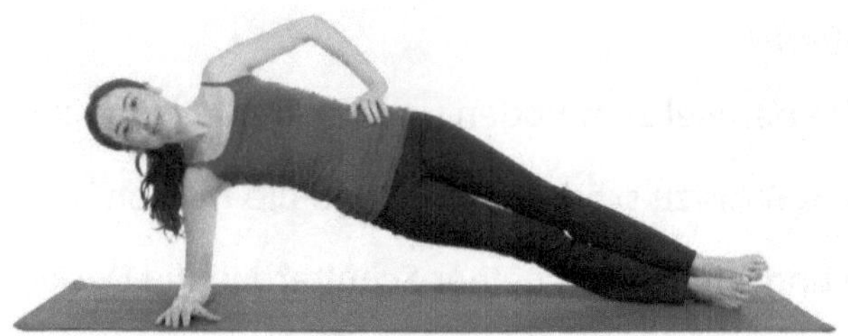

Schritt 1: Beginne mit Abwärtsgerichteter Hund Pose und wechsle dann zur Außenseite deines linken Fußes.
Lege den rechten Fuß auf den linken Fuß und lege dann deine rechte Hand auf deine rechte Hüfte.
Während du das tust, drehe deinen Oberkörper nach rechts und lege den Großteil deines Körpergewichts auf deine linke Seite.

Schritt 2: Wir wollen nicht, dass deine linke Hand unter deiner Schulter bleibt – darum strecke sie leicht nach vorne, so dass sie in einem Winkel zum Boden steht.
Begradige deinen Arm, indem du deinen Trizeps anspannst und drücke dann deinen Zeigefinger in den Boden.

Schritt 3: Halte deine Schulterblätter fest gespannt und drücke/ziehe sie in deinen Rücken, während du deine Oberschenkel anziehst und deine Fersen in den Boden drückst.
Dein gesamter Körper sollte diagonal ausgerichtet sein - vom Kopf bis zu den Fersen.

Schritt 4: Für eine größere Herausforderung könntest du deinen rechten Arm parallel zur Schulter bis zur Decke hochheben, während du deinen Kopf in einer neutralen Position hältst oder ihn drehst, um die Spitze deiner ausgestreckten Hand zu betrachten.

Bleibe 30 Sekunden in dieser Position, atme gleichmäßig und halt deine Rumpfmuskeln in Bewegung.
Gehe für einige Atemzüge in Downward Dog und wiederhole es dann auf der anderen Seite.

Ziele: Handgelenke, Arme, Bauchmuskeln und Gesäßmuskeln

Indem du diese Posen übst, wirst du Kraft in Bereichen bekommen, die dir momentan ziemlich schwach vorkommen.

Im Laufe der Zeit wirst du dich jedoch stark fühlen und was früher schwer für dich war, wird bald dein Aufwärmen werden.

Nachdem du diese Posen gemeistert hast, fühlst du dich vielleicht sogar wohl genug, um einen Vinyasa Flow oder PowerYoga-Kurs zu belegen!

Wie fördert Yoga die Gewichtsabnahme?

Viele Menschen würden sagen, dass Yoga viel zu zahm und man zu entspannt von einer Übung ist, um einen Gewichtsverlust zu haben.

Aber wenn du "Yoga" denkst, denkst du vielleicht nicht an Cardio.

Für die meisten Formen von Yoga, die wir machen können, wenn du die Praxis von Kraft Yoga betrachtest, dann erkennst du schnell, dass Yoga noch vorteilhafter sein kann, als z.B. für eine Stunde auf dem Laufband im Fitnessstudio zu schwitzen.

Kraft Yoga und andere kraftvolle Formen der Yogapraxis bieten enorme Herz-Kreislauf- und Fettverbrennungs-Vorteile durch ihre intensiven Atemtechniken und schnelle und anspruchsvolle Bewegungen und Abläufe - genau wie andere Formen von Aerobic-Übungen.

Aber denke daran:
Beim Training zur Gewichtsreduktion geht es nicht nur darum, wie viele Kalorien du verbrennst, sondern auch um die Muskeln und Körperteile, an denen sie beteiligt sind.

Um deine Zeit und Mühe zu optimieren, würde ich vorschlagen, es zu einem Ziel zu machen, Yoga mindestens 5 Tage pro Woche für mindestens 60 Minuten pro Tag mit einer ziemlich intensiven Geschwindigkeit zu praktizieren.

Der Gewichtsverlust Vorteil der regelmäßigen Yoga-Praxis zeigt sich nicht nur auf der Waage, du wirst auch subtile Veränderungen in dir selbst und in deinen Denkmustern bemerken.

Du wirst offener für Veränderungen sein und eine viel größere Verbindung zwischen Geist und Körper haben, die dir helfen wird, schlechte Gewohnheiten zu überwinden, die vorher schwer zu beseitigen waren.

Die Gewohnheiten, die du durch Yoga entwickelst, sind langfristige und lebensverändernde Gewohnheiten.
Der Unterschied zwischen sich selbst verändern durch Yoga und "auf Diät gehen" im traditionellen Sinn des Satzes ist, dass Yoga dir innere Kraft und Motivation gibt: ein Grund für Veränderung.

Wenn du "auf Diät" gehst, ist es eine äußere Kraft, mit der du dich verändern willst, während die Veränderungen, die aus der Yoga-Praxis stammen, lang andauern und von einem Ort der Ruhe und der Liebe kommen - für dich und andere.

Tipps für Anfänger:

- • Übe irgendwo ohne Spiegel - so kannst du dich darauf konzentrieren, wie du dich fühlst und nicht darauf, wie du aussiehst

- • Ruhe dich aus, wenn du müde bist - zwinge deinen Körper nicht dazu, mehr zu tun, als er leisten kann

- • Im gleichen Sinne: Achte auf deine "Komfortzone" und gehe nur leicht über diesen Punkt hinaus

- Lege dir einen Zeitplan fest und bleibe dabei – versuche unbedingt, und zwar jeden Tag zu einer bestimmten Zeit, an deiner Yogapraxis zu arbeiten

- Lerne, dich auf jede einzelne Bewegung zu konzentrieren und darauf, wie sich jeder Teil deines Körpers anfühlt und darauf reagiert

- Sei geduldig mit deinem Körper und rede liebevoll mit dir selbst

- Erkenne, dass deine Yoga-Praxis dich auch dir selbst näher bringt, wer du wirklich bist - innerlich und äußerlich - und indem du die beste Version von dir wirst, inspirierst du andere dazu, dasselbe zu tun!

Nur weil es *möglich ist*, durch Yoga Gewicht zu verlieren, bedeutet das definitiv nicht, dass es sehr einfach wird. Aber solange du dich im nächsten Kapitel auf das Trainingsprogramm einläßt und einen ehrlichen Blick auf deine Ernährung wirfst, wird dich nichts davon abhalten, deine Ziele für das Abnehmen durch Yoga zu erreichen.

Wie man ein aufmerksamer Esser wird

- Respektiere und achte auf dein Essen - Atme tief durch, bevor du anfängst und danke innerlich oder auch durch einen Ausdruck der Dankbarkeit für das Essen, das vor dir liegt.

Wenn du dir die Zeit nimmst, dich bewusst für das Essen zu bedanken, das du gerade isst, nährt es und fördert die Dankbarkeit für alle Dinge in deinem Leben.

• Versuche eine stille Mahlzeit - Wenn du alleine leben solltest, ist dies natürlich etwas einfacher als diejenigen mit Familie, aber ich ermutige jeden, mindestens für die ersten 20 Minuten deiner Mahlzeit in Stille zu essen.
Kein Fernseher, kein Telefon, kein Gespräch - konzentriere dich nur auf das Essen und deine Ess-Erfahrung.
Du mußt das nicht für jede Mahlzeit tun, aber mindestens ein paar Mal pro Woche würde ich es vorschlagen.

• Bediene dich einer kleineren Portion – Sei achtsamer mit deinen Portionsgrößen und iss in Maßen, es macht es viel einfacher, sich von zuviel essen zu enthalten.

- Mach dir klar, dass es immer noch andere Möglichkeiten für dich gibt zu essen und dass, wenn du immer noch wirklich hungrig bist, nachdem du gegessen hast, was auf deinem Teller ist, du immer wieder noch etwas nachholen kannst, es gibt keinen Zwang, wie wenig du essen darfst!

- Überspringe keine Mahlzeiten - Wenn du deinem Körper keinen Zeitplan fürs essen gibst, ist es schwieriger, mit deinen Ernährungszielen auf dem richtigen Weg zu bleiben und ein achtsamer Esser zu sein.

- Wenn der Hunger eintritt, bleibt nicht viel Zeit, sich darauf vorzubereiten, wenn du ständig die Zeichen deines Körpers ignorierst, was er essen soll.

- Dies kann dazu führen, dass du einfach alles, was in Sicht ist, nimmst und das wird zu einem übermäßigen Essen führen. Bereite dich darauf vor, dass du in diesen Notfallsituationen jederzeit einen gesunden Snack mit dir führst, damit du nicht aus Verzweiflung irgendetwas essen mußt.

- Konzentriere dich auf all deine Sinne - während du isst, mach es zu einer angenehmen Erfahrung.
Wenn du es tröstlich findest, in trübem Licht zu essen, stelle gerne ein paar Kerzen hin und setze dich an einen Ort, der dir am angenehmsten ist.
Du kannst sogar leichte und entspannende Musik spielen.
Achte auch auf den Geschmack, Geruch, Textur und Farbe von allem, was du essen willst.
Wenn du anfängst zu üben, achtsamer über den Geschmack deines Essens zu sein und wie du dich fühlst, wirst du bemerken, dass sich dein Geschmack verändert.

- Vielleicht sehnst du dich nicht mehr nach Junk-Food oder Heavy Food, sondern nach knackigen Salaten und saftigen Früchten.

- Versuche, einmal in der Woche vegetarisch zu essen - oder sogar eine Mahlzeit am Tag - Wenn du die Art von Person sind, die sich bei einer komplett veganen oder vegetarischen Ernährung nicht so gut fühlt, versuche einmal pro Woche eine solche Mahlzeit einzunehmen.
Das hilft der Umwelt drastisch und erhöht auch deine Gesundheit, da etwas weniger Fleisch und mehr Gemüse absolut zu empfehlen ist.

- Iss langsam - Das mag wie ein Kinderspiel klingen, aber du isst vielleicht viel schneller als du denkst und was gesund ist.
Ich weiß, dass ich, als ich anfing, achtsames Essen zu praktizieren, mir so viel bewusster wurde, wie schnell und hektisch ich mich zuvor gefühlt hatte, während ich meine Mahlzeiten aß - so sehr, dass ich mich manchmal gar nicht setzen konnte.

- Gib dir selbst die Erlaubnis, dich langsam zu entspannen und zu genießen, jeden Bissen zu genießen und dich zu bedanken.

Es mag zuerst etwas seltsam erscheinen, auf diese Weise zu essen, aber während du Yoga praktizierst und in deiner Praxis achtsamer bist, ist es nur natürlich, dass es in die anderen Aspekte deiner täglichen Routine übergeht.

Achtsame Meditation, um Heißhunger zu brechen
Wenn du jemand bist, der es schwer hat, mit Heißhunger zu kämpfen, dann bist du nicht allein.
Viele von uns werden dazu verleitet, Nahrungsmittel zu essen, die schlecht für uns sind, basierend auf Stress, Depression, Wut, Traurigkeit oder sogar Sucht.

Wenn du feststellst, dass es für dich schwierig ist, einfach die Entscheidung zu treffen, keine Nahrungsmittel mehr zu essen, die du nicht länger essen willst oder sollst, dann versuche, eine von Dr. Jamie Zimmerman entwickelte Meditationstechnik zu verwenden.

Mit dem Akronym STOP lernst du, wie du mit deinen Heißhungerattacken umgehen mußt, indem du bewusst und absichtlich über die von Dir gewählten Maßnahmen nachdenkst.

Schritt 1: *S = Stopp.* Hör auf, was auch immer du tust und nimm dir eine Minute Zeit.

Schritt 2: *T = Drei tiefe Atemzüge.* Atme tief und konzentriere dich auf deine Atemzüge.

Schritt 3: *O = Beobachten.* Was hat dieses Verlangen ausgelöst?
Was passiert, wenn du darauf reagierst? Wie wirst du dich danach fühlen?

Schritt 4: *P = Fortfahren.* Mach weiter, ohne dem Verlangen nachzugeben. Verschiebe deinen Fokus auf etwas anderes, das dich ablenken wird, bis das Verlangen nachlässt.
Geh nach draußen und gehe spazieren oder schreibe in dein Tagebuch.

Achtsames Essen ist eine der effektivsten Gewohnheiten, die du beherrschen kannst, um Kontrolle über deine Essgewohnheiten und deinen Kampf mit der Waage zu bekommen.

Es wird nicht alle deine Probleme über Nacht lösen, aber bei längerem Gebrauch wird die Praxis des achtsamen Essens dir helfen, mühelos das Gewicht zu verlieren, das du loswerden wolltest und dich in die beste Version von dir selbst zu formen.

Gesunde Gewohnheiten, um Gewicht zu verlieren

In diesem Kapitel gehen wir auf eine einfache Technik zur Zielfestlegung ein, damit du während deiner gesamten Yoga-Reise zur Gewichtsreduktion konzentriert bleibst und das Beste aus dieser Erfahrung machen kannst.

Weight Loss Ziele setzen

Das ultimative Ziel, das du beachten solltest, wenn du Yoga in der Praxis verwenden willst, um dir auf deiner Gewichtverlustreise zu helfen, ist -

Wie du dich fühlst!

Ja, es ist eine gute Idee, sich selbst zu wiegen, besonders am Anfang deiner Reise, damit du zurückblicken und sehen kannst, wie weit du gekommen sind.

Jedoch neigen die meisten Leute (besonders Frauen) dazu, in dieser Idealzahl oder im Zielgewicht gefangen zu sein, das du unbedingt erreichen willst.
Und es ist nichts falsch daran, eine Vorstellung davon zu haben, wo du sein möchtest: Das sind die Ziele!
Das Problem liegt jedoch darin, dass wir mit diesen Zielen meist nicht flexibel sind.

Wir neigen dazu, einen Alles-oder-nichts-Ansatz zu verfolgen und uns selbst zu fertig zu machen, wenn die Dinge nicht genau so laufen, wie wir wollen, oder wir verlieren nicht so viel Gewicht in einer Woche, wie wir es möchten.

Irgendwie entspricht dies einem Versagen in unseren Köpfen und wir neigen dazu, uns jeden Fortschritt, den wir tatsächlich gemacht haben, zu gering zu empfinden.

Ich glaube, die meisten von uns, die eine Diät machen und versuchen, Gewicht zu verlieren, würden sich immer wieder abwiegen.
Mindestens einmal am Tag, aber an vielen Tagen würde es mehrmals am Tag sein!

Dies ist keine gute Art zu leben und es ist nicht förderlich für deinen langfristigen Gewichtsverlust und deine Gesundheitsziele.
Es gibt keinen Grund, sich mehr als zweimal im Monat zu wiegen.

Jedenfalls ist es so, wenn es nach mir ginge, würde jeder seine Tabellen loswerden und sich auf die Gewohnheiten konzentrieren, die du erschaffen hast und wie du dich fühlst dabei.

Es bringt doch nichts, wenn du Kalorien zählst und 1 oder 2 kg verlierst in einer Woche, wenn du die ganze Zeit wütend und unglücklich bist?

Ja, du siehst schnell Ergebnisse, aber du wirst dich wahrscheinlich nach ein paar Wochen hungern nicht mehr beherrschen können und am Ende alle Kalorien und Nahrungsmittel zu dir nehmen, die du "verpasst" hast.

Letztendlich solltest du einen Lebensstil kreieren, den du genießen kannst und eine Gesundheitsroutine, die dich jeden Tag begeistert.

Wenn du keinen Spaß hast, dann lebst du nicht!

Ja, es ist toll, schlank zu sein, aber wenn du nicht glücklich oder gesund bist, was bringt es dann?

Du fragst dich vielleicht, warum du dich überhaupt darum kümmern solltest, ein Gewichtsverlustziel festzulegen? Wenn du eine Idee davon hast, wo du sein möchtest, ist das nicht genug? Nein, ist es nicht.

Der Schlüssel ist, deine Ziele **aufzuschreiben**.
Menschen, die ihre Ziele aufschreiben, erreichen in ihrem Leben signifikant mehr als Menschen, die das nicht tun.

Es ist nicht genug, nur eine Vorstellung davon zu haben, wohin du in deinem Leben gehen willst; du mußt spezifisch sein, damit das Universum für dich sorgen kann.

Jetzt, da wir das "Warum" der Zielsetzung kennen, kommen wir zum "Wie"!

Wie man ein Gewichtsverlust-Ziel einstellt

Schritt 1: Schreibe alles auf, was du in deinem Leben verbessern willst, was mit deiner Gesundheit zu tun hat. Das könnte sein, wie du physisch aussehen möchtest, bestimmte Dinge, die du gerne sportlich machen würdest, irgendwelche Schmerzen, die du loswerden möchtest, schlechte Essgewohnheiten, die du brechen willst, ein bestimmtes Kleidungsstück, in das du wieder passen willst, was auch immer du willst, schreibe es auf.
Sei genau!

Schritt 2: Erstelle als Nächstes eine Zeitachse für jedes dieser Ziele - also wann du jedes von deinen Zielen erreichen möchten.

Schritt 3: Wähle das für dich *wichtigste Ziel* aus und schreibe einen Absatz darüber - visualisiere, wie es sich anfühlt, wenn du dieses Ziel erfolgreich erreicht hast und warum es dir so viel bedeutet.
Nenne es so, als wäre es schon passiert.

Schritt 4: Sieh dir jeden Tag deine Ziele genau an.
Stell dir vor, dass du diese Ziele erreichst, und fokussiere deine Gedanken, damit du sie erreichen kannst.

Schritt 5: Lass dich von nichts aufhalten, um deine Ziele zu erreichen - nicht von der Pizza am Freitagabend, von einer körperlichen Verletzung, negativen Menschen oder von Selbstzweifel.
Du bist größer als deine Ängste und du kannst erreichen, was immer du denkst.
Du kannst wirklich alles erreichen, was du im Leben willst.

Zieleinstellung Tips & Tricks

- Hole dir ein Arbeitsblatt und schreibe deine täglichen, wöchentlichen und monatlichen Ziele darauf, so dass du sie immer sehen kannst

- Erstelle ein Zukunfts- bzw. Ziel-Blatt

- Veröffentliche deine Ziele im ganzen Haus - auf dem Kühlschrank, dem Badezimmerspiegel, der Decke über deinem Bett - lasse dich daran erinnern, *warum* du das tun

- Suche einen Partner, dem Du Deine Erledigungen erzählen kannst und der überprüft, ob Du alles erledigt hast, was auf dem Arbeitsblatt steht.

Vergiss auch nicht, dich selbst zu belohnen und all deine Erfolge zu feiern. Wenn du einen bestimmten Meilenstein bis zu einem bestimmten Datum erreichst, dann feiere es! Nehmen wir an, du erfüllst Dein erstes Gewichtsverlustziel in Rekordzeit - warum belohnst du sich nicht mit etwas Besonderem?

Beispiele für eine gesunde Belohnung könnten ein neues Outfit, eine Massage oder auch nur etwas sein, auf das du eine Weile gewartet hast, aber das Einkaufen bisher nicht gerechtfertigt war.

Es ist immer wichtig, deine Siege zu feiern, egal wie klein sie sind, weil sie dich motiviert und aufgeregt über die positiven Veränderungen halten, die du machst.

Mein Vorschlag ist jedoch, dich **nicht** mit Essen zu belohnen.
Vor allem, wenn du eine besonders schlimme Esssucht hattest - du schadest nur deinem Fortschritt, indem du wieder in deine alten Routinen und Essgewohnheiten zurückfällst.

Es scheint keine große Sache zu sein, da es "nur dieses eine Mal" ist, aber meistens führt es zu viel mehr Mahlzeiten als nur der einen.

Das ist es!
Du hast jetzt alle Werkzeuge, um deinen Erfolg zu ermöglichen.

Solange du die Richtlinien befolgst, die ich für dich festgelegt habe, und dich jeden Tag auf deine Ziele konzentrierst, wirst du sicher alles überwinden, was dir beim Erreichen deiner Ziele für die Gewichtsabnahme im Wege steht.

Es ist keine Raserei, sondern eine Reise – sei also bei jedem Schritt des Weges achtsam und genieße den Prozeß!

Atem Yoga zur Stoffwechsel-Beschleunigung

In Sanskrit werden atmende Yoga-Übungen Pranayama oder "Atemkontrolle" genannt.

Vor allem, wie es oben erwähnt wurde, erhöhen die meisten von ihnen den Stoffwechsel und verursachen so das Verbrennen von überschüssigen Kalorien (aber das ist nicht die Hauptsache, eher eine Nebenwirkung).

Ein erhöhter Stoffwechsel führt an sich zu einer besseren Form und Verbesserung des Wohlbefindens.

Um Übergewicht zu verlieren, werden solche Pranayamas wie Bhastrika, Shitali (shitkari), Kapalabhati empfohlen.

Es gibt auch andere, aber wir werden diese anderen nicht in Betracht ziehen, da diese bekannten Pranayamas praktisch von vielen Menschen getestet wurden, die beschlossen haben, mit Hilfe von Yoga Gewicht zu verlieren.

Shitali Pranayama

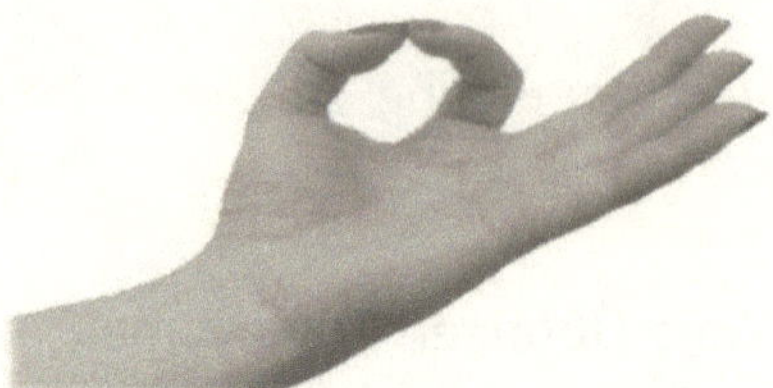

1. Nimm eine bequeme Haltung (die Lotus-Pose, wenn du es kannst) an, lege deine Hände auf die Knie, beuge deine Finger in Gyan Mudra:

2. Schließe deine Augen und entspanne dich.

3. Strecke die Zunge so lange wie möglich heraus und falte sie dann in ein Röhrchen (falte die Seiten, nicht die Spitze). Atme durch diese Röhre so langsam wie möglich ein, aber überanstrenge dich nicht.

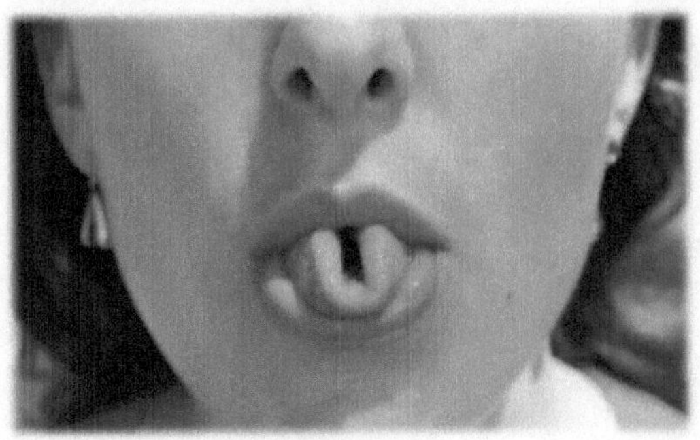

4. Ziehe die Zunge nach dem Einatmen wieder in den

Mund, schließe den Mund und atme durch die Nase aus.

Führe die Einatmung nach den Prinzipien der yogischen

Atmung aus, da du den Unterbauch, die Brust und die

Klavikular Lungen mit Luft füllst.

Du solltest mit einem Geräusch einatmen, das dem

heulenden Wind ähnelt.

Das Gefühl von Kälte oder sogar richtige Kälte kann auf der

Zunge und am Gaumen auftreten - das ist normal.

Ein- und Ausatmen machen einen Zyklus.

Mache zuerst 3-5, danach versuche 9 zu erreichen. Wenn

du neun Zyklen beherrschst, erhöhe die Anzahl auf 15,

zusammen mit der Dauer des Ein- und Ausatmens.

In der Regel besteht keine Notwendigkeit, über 15 Zyklen zu gehen.

Die obere Grenze ist 60 Zyklen, aber ohne genug Übung wirst du deine Probleme bekommen, wenn du versuchst, so viel zu tun.

Achte auf die Zungenspitze und das Gefühl der Kühle im Atem.

Wichtig: Shitali darf nicht an einem Ort mit schmutziger Luft eingenommen werden, da du durch den Mund einatmest und der Nasenfilter nicht funktioniert.

Ein anderer Punkt: Praktiziere diese Art von Pranayama nicht, wenn es kalt ist - wieder, weil die Luft nicht durch die Nase strömt, die deine Temperatur an den Körper anpasst.

Bhastrika Pranayama

Ein Hauch von Schmiedebalg (oder, nach einer anderen Version, Feueratem).

In Sanskrit bedeutet das Wort Bhastrika Schmiedefalten.

Diese Technik erhielt seinen Namen aufgrund der scheinbaren Ähnlichkeit der Leistung:

Die Luft wird mit Kraft in die Lunge gesaugt und von ihr wieder ausgestoßen, ebenso wie der Blasebalg in der Schmiede arbeitet.

Der Blasebalg pumpt Luft, erhöht das Feuer im Ofen; Auf die gleiche Art und Weise erhöht dieses Pranayama das Licht im Körper, nicht nur physisch, sondern auch auf einem feineren Energieniveau und pumpt das Prana.

Vorbereitung

Wenn du noch nie Yoga-Übungen praktiziert hast, ist es sicherlich nicht sinnvoll, Bhastrika sofort zu versuchen. Deshalb werde ich dir die Vorbereitungstechniken für diesen Pranayama geben.

1. Nimm eine bequeme Haltung ein, lege die Hände auf die Knie, beuge deine Finger in Gyan Mudra.

Halte deinen Kopf gerade, deinen Rücken gerade, aber ohne zusätzliche Anspannung.

Schließe deine Augen und entspanne dich.

2. Atme tief ein und atme dann scharf durch die Nase aus. Überanstrenge dich dabei nicht.

3. Atme gleich nach dem Einatmen mit der gleichen Kraft durch die Nase aus, mit der du gerade eingeatmet hast. Während der Inhalation dehnt sich das Zwerchfell aus und der Bauch ragt hervor.

Wenn du ausatmest, geht das Zwerchfell nach oben und der Bauch zieht sich zurück.
Da die Arbeit mit dem Bauch die Kraft fürs Atmen bringt, sollte die Protrusion und Retraktion auf eine druckvolle Weise, aber auch ohne übermäßige Anstrengung erfolgen.

Auf diese Weise müßtest du zehn Atemzüge nehmen, dann tief einatmen und langsam ausatmen.
So hättest Du dann einen Zyklus geschafft!

Als Vorbereitung müßtest du lernen, bis zu 5 Zyklen gleichmäßig durchzuführen.

Halte die Augen geschlossen und konzentriere dich auf das Atmen und Zählen.

Später, wenn du dich an diese Übung angepaßt hast, kannst du die Atemfrequenz nach dem zweiten Zyklus erhöhen, d. h. etwas schneller einatmen und ausatmen, aber du mußt den Atemrhythmus beibehalten!

Die Inhalations- und Ausstoßdauer sollte ungefähr gleich sein.
Übrigens, vielleicht mußt du dich mehr anstrengen, um mit der gleichen Rate ein- oder auszuatmen, aber später muss es ausgeglichen sein, und du wirst in der Lage sein, gleich schnell ein- und wieder auszuatmen.

Die Hauptaufgaben der vorherigen Praxis sind wie folgt:
1. Lerne schnell zu atmen (und tief genug, um mit deinem Bauch zu arbeiten).
2. Lerne rhythmisch zu atmen.
3. Lerne, mit der gleichen Geschwindigkeit ein- und auszuatmen.

Bhastrika-Atmung:

Wenn du nun den vorherigen Teil gemeistert hast, ist es Zeit, in den zentralen Teil zu gehen.

1. Nimm wieder eine bequeme Haltung (zum Beispiel die Lotus-Pose) ein, Hände auf die Knie, beuge deine Finger in Gyan Mudra, halte deinen Kopf gleichmäßig, den Rücken gerade, die Augen geschlossen, und der Körper ist entspannt

2. Hebe die rechte Hand und mache nun Nasagra Mudra: Lege den Zeigefinger und den Mittelfinger auf den Punkt zwischen den Augenbrauen.
Der Daumen schließt das rechte Nasenloch, der Ringfinger das linke.
Halten den Ellenbogen der rechten Hand näher an die Brust oder lege den Ellenbogen darauf, sonst wirst du müde.

Lege den linken Arm auf dein Knie (natürlich links).

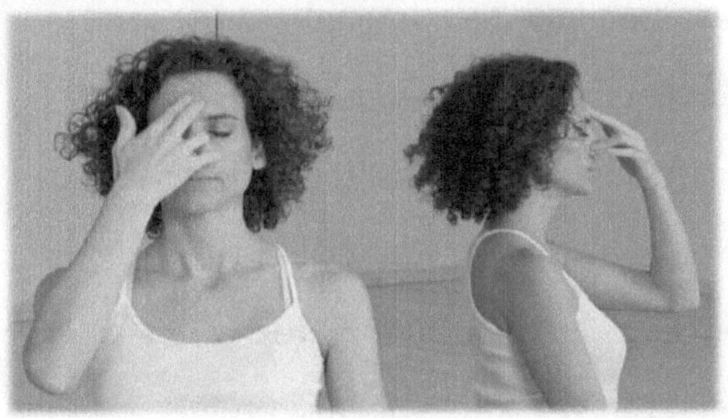

3. Atme durch das linke Nasenloch.

Schließe das rechte Nasenloch mit dem Daumen (nimm

den Zeigefinger und den Mittelfinger nicht von der Stirn).

4. Ein- und ausatmen durch das linke Nasenloch mit Kraft

zehn Mal (zähle mit).

Der Bauch bewegt sich rhythmisch und hilft so beim

Atmen;

Es sollte funktionieren wie eine Pumpe, die Luft pumpt.

Versuche, dass du den Brustkorb nicht bewegst (zumindest

nur minimal), und hebe deine Schultern nicht.

Vermeide, dass der Körper sich dabei ruckartig bewegt

oder zuckt, mache alles rhythmisch.

Wenn du durch die Nase atmest, wird ein Geräusch

entstehen, als ob du etwas scharf schnüffeln würdest;

keine Geräusche sollten im Hals oder in der Brust sein.

5. Atme nach zehn Einatmungen tief durch das linke Nasenloch ein (halte das rechte Nasenloch die ganze Zeit geschlossen), fülle die Lungen so weit wie möglich, dehne nicht nur den Bauch, sondern auch den Brustkorb aus (verbreite den letzteren erst am Ende, nach zehn Inhalationen!)

6. Schließe beide Nasenlöcher nach vollständiger Inhalation und halte einige Sekunden lang den Atem an.
Atme langsam durch das linke Nasenloch aus (durch das, wodurch du auch inhaliert hast).

7. Nun gehen wir über zum rechten Nasenloch.
Schließe das linke mit deinem Ringfinger und beginne mit dem Einatmen und Ausatmen mit Kraft durch das rechte Nasenloch.
Führe das zehn Mal durch.

Nach diesen zehn Inhalationen langsam und tief durch das rechte Nasenloch einatmen, beide Nasenlöcher schließen und den Atem anhalten, nachdem du einige Sekunden lang eingeatmet hast, dann langsam durch das rechte Nasenloch ausatmen.

Das ist aber noch nicht alles!

8. Öffne nun beide Nasenlöcher.

Atme mit Kraft zehn Mal durch beide Nasenlöcher ein und aus und wiederhole dann die gesamte Prozedur wie zuvor: eine tiefe Einatmung, am Ende, halte den Atem mit zeitlichen Überlappungen der Nasenflügel, dann das langsame Ausatmen durch beide Nasenlöcher.

Das ist ein Zyklus.

Hinweise zur Praxis

Bhastrika kann in drei verschiedenen Tempi geübt werden, langsam, mittel und schnell, je nachdem, wie schnell du schwindelig wirst.

Langsames Bhastrika ist ungefähr alle zwei Sekunden Einatmen-Ausatmen, ohne besondere Krafteinwirkung beim Einatmen oder Ausatmen.

Es ähnelt einer etwas verstärkten normalen Atmung. Es ist für Anfänger und für Behandlungszwecke geeignet.

Die mittlere Variante besteht darin, jede Sekunde zu atmen (Ein- / Ausatmen jede Sekunde).

Fast Bhastrika Tempo ist ein Snafu zwei Inhalationen und zwei Ausatmungen pro Sekunde.

Mittlere und hohe Geschwindigkeiten sind für mittlere und fortgeschrittene Praktiker.

Um die Anzahl der Atemzüge zu erhöhen, müssen die Lunge und die Bauchmuskeln gestärkt werden, die übrigens während des Trainings sowieso stärker werden.

Die Anzahl der Atemzüge sollte schrittweise erhöht werden - um 5 pro Monat, ungefähr (zuerst machst du 10 Atemzüge, dann zum Beispiel in einem Monat - 15, in einem anderen Monat - 20, und so weiter - bis du an deine persönliche Grenze gelangst, bei ca. 40-50 Atemzüge durch die linke, die rechte und beide Nasenlöcher).

Die Trainingsdauer beträgt bis zu 5 Zyklen (die ersten zehn Atemzüge pro Zyklus).

Erhöhe allmählich die Dauer des Atemanhaltens auf 30 Sekunden nach der letzten tiefen Einatmung mit jedem Nasenloch und mit etwas Anstrengung von dir.

Aber aufpassen: Überanstrenge dich nicht,-du wirst diese Übung mit der Zeit meistern.

Kapalabhati Pranayama

Die Bedeutung des Namens ist, dass diese Übung alle Organe reinigt, die sich in der Nähe des Gehirns befinden.

1. Setze dich bequem auf den Boden (natürlich wäre eine Decke oder eine Yogamatte besser).
Du könntest dich auf deine Fersen setzen, oder nimm die Lotus-Pose ein.

Wie auch immer, die Pose sollte bequem und stabil sein.
Im Wesentlichen könntest du sogar auf einem Stuhl sitzen, halte einfach deinen Rücken gerade, nicht angespannt.

Lege die Handflächen auf die Knie, entspanne Schultern und Bauch.

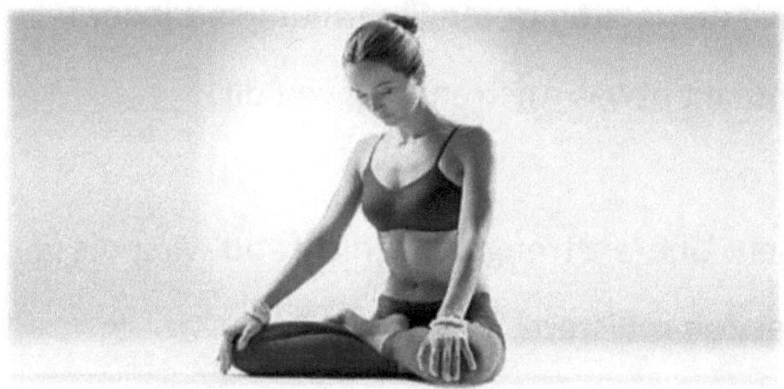

2. Atme durch die Nase aus und sammle den Bauch nach innen, in Richtung der Wirbelsäule.
Belaste dich nicht zu sehr, aber sei auch nicht nachlässig. Versuche, dein Gleichgewicht zu finden.

3. Entspanne jetzt deinen Bauch. Aufgrund seiner Ausdehnung wird Luft automatisch in deine Lungen gelangen.
Dies ist das Prinzip dieser Atemübung - mit dem Bauch zur Atemkontrolle.

4. Der nächste Moment: Du solltest deinen Bauch schnell bewegen.
Dies ist das Hauptmerkmal von Kapalabha

Ziehe schnell die Bauchmuskeln zusammen (d. H. Schnell im Magen sammeln) – und du wirst ausatmen. Entspanne den Bauch und inhaliere. Wiederhole die Einatmung-Ausatmung schnell noch einmal, aber ohne unnötige Rucke, also gleichmäßig (mit der Zeit wirst du lernen, es ziemlich schnell und mit Anmut zu tun).

Hinweise zur Praxis

Denke daran, dass du hier nur mit dem Bauch- und nicht mit den Brustmuskeln atmest. Du atmest aufgrund der schnellen Kontraktion der Bauchmuskeln aus, die mit Anstrengung durchgeführt werden, und du atmest ein, wenn der Bauch entspannt ist.

Mach zuerst 10 Mal (Ausatmen - Einatmen (1 Mal), Ausatmen - Einatmen (2 Mal), usw.).
Dann tief einatmen und ausatmen. Dies ist ein Zyklus.
Führe 3-5 Zyklen täglich durch, aber überanstrenge dich nicht. Wenn du diese Übung machst, achte auf die Atemrhythmik und zähle mit.

Setze dich nach dem Training ruhig für 1-2 Minuten hin und konzentriere dich auf den Punkt zwischen den Augenbrauen.

Fühle Entspannung und Versöhnung.

Mit der Zeit kannst du einen Zyklus auf 20 Atemzüge erhöhen, aber es ist am Anfang jedenfalls besser, nicht mehr als fünf Atemzüge zu machen.

Zu Beginn könntest du nach der Kapalabhati-Übung Schmerzen in den Bauchmuskeln spüren, aber das ist normal, und das wird mit der Zeit verschwinden.

Wenn deine Nase verstopft ist, kannst du sie mit Wasser ausspülen - es gibt eine ausgezeichnete Übung dafür namens Jala Neti (Neti Kriya).
Es gibt aber noch ein anderes einfaches Mittel: Einatmen von ätherischem Öl, zum Beispiel Eukalyptus.
In der Regel reinigt dies die Nase, zumindest für einige Zeit.

Wann solltest du Atemübungen zum Abnehmen üben?

Die beste Zeit ist der Morgen, also Übungen mit einem leeren Bauch.

Man kann abends auch üben, aber auch auf nüchternen Magen, nicht nach dem Essen (dabei sollte man nicht zu müde sein).
Im Allgemeinen könntest du zweimal am Tag üben, wenn du Zeit und Energie dazu hast.
Aber niemals überanstrengen, auf keinen Fall!

Pranayama hat eine feine Wirkung, und wenn du versuchst, den Prozeß zu erzwingen, können die Folgen unangenehm sein, wie Erschöpfung, Hautausschlag, Kopfschmerzen und so weiter.

Wenn du alles stetig machst, dich allmählich entwickelst, regelmäßig übst, wird alles in Ordnung und sicher sein.

Vorsichtsmaßnahmen

• Mache diese Atem-Yogaübungen nicht vor dem

Zubettgehen - es besteht die Möglichkeit, dass du nicht einschläfst, weil Pranayama jeden Fluß in deinem Körper stimuliert.

• Praktiziere Kapalabhati nicht während der Schwangerschaft oder wenn du unter Bluthochdruck oder Herzproblemen leidest.

Dieses Pranayama nutzt die Bauchmuskulatur zur Steuerung des Atemprozesses und tut dies mit viel Energie. Beim regelmäßigen Training erhalten die Bauchmuskeln die richtige Form, werden elastischer und zusätzliches Fett wird an der Taille abgebaut.

Einfache Yogaübungen (Asanas) zum Abnehmen

Ist einfaches Yoga für die Gewichtsabnahme hilfreich, um diese zusätzlichen Kilos zu verlieren? Wie effektiv ist Yoga in der Praxis für die Gewichtsabnahme?

Natürlich solltest du daran denken, dass das Ergebnis deiner Bemühungen, Gewicht zu verlieren, von Person zu Person sehr unterschiedlich sein wird, weil wir alle verschieden sind. Mit dem richtigen Ansatz ist jedoch alles real.

So gibt es eine enorme Menge von Yoga-Übungen zur Gewichtsabnahme, aber da wir jetzt etwas Einfaches brauchen, werden wir nur einige für dich in Betracht ziehen - und dann, nach dem Aufbau der Grundlage, werden wir in der Lage sein, etwas anderes hinzuzufügen.

1. Kobra-Haltung (Bhujangasana)

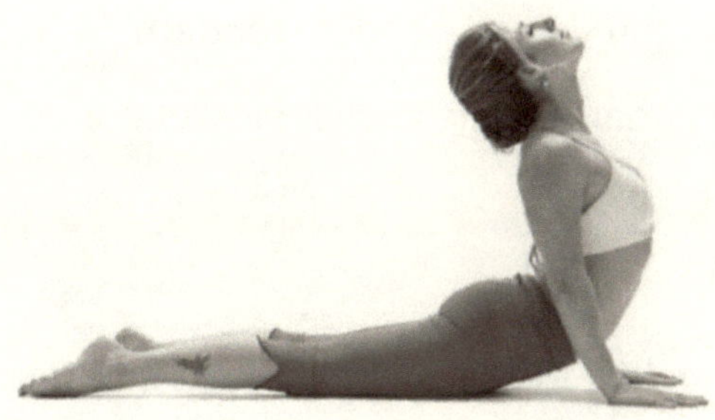

1. Lege dich auf den Bauch, halte die Beine zusammen und gerade.

Die Fersen schauen an die Decke. Lege die Handflächen auf den Boden, unter die Schultern, etwas breiter als die Schultern.

Halte die Finger zusammen, richte sie nach vorne aus.

Dann hältst du die Ellenbogen nahe am Torso; winkle sie nach hinten ab.

Lege die Stirn auf den Boden oder die Yogamatte und schließe die Augen.

Entspanne den ganzen Körper, besonders den unteren Rückenbereich. Dies ist die Ausgangsposition.

2. Atme aus. Beim Einatmen den Kopf langsam heben und dann die Schultern über den Boden heben.

Hilf dir zunächst nicht mit deinen Händen, sondern verwende sie später, wenn nur die Rückenmuskulatur beansprucht wird.

3. Fahre mit dem Anheben fort, hilf dir aber jetzt mit deinen Händen - richte sie allmählich aus und hebe den Oberkörper so hoch wie möglich. Vergiß jedoch nicht, dass die Rückenmuskulatur die axiale Bewegung ausführt und die Hände nur helfen.

4. Versuche, dich langsam zu heben und das gesamte Heben in einem Atemzug durchzuführen.

Wenn es nicht möglich ist, kannst du dich gleichzeitig mit einem Atemzug heben, bis du anfängst, deine Hände zu benutzen, diese Pose halten, ausatmen und dann, mit der nächsten Inhalation, bereits mit der Hilfe deiner Hände, fortsetzen.

5. Wenn du in der Endposition bist, also wenn wenn du dich nicht mehr weiter heben kannst, halte diese Position für ein paar Sekunden und versuche dann, beim Ausatmen zu erhöhen - biege deinen Rücken ein bißchen mehr. Lehne den Kopf leicht nach hinten, damit dein Kinn nach vorne schaut und spüre die Kontraktion der Nackenmuskeln.

Dies ist die endgültige Position.

Wichtig: Beim Anheben des Körpers sollte das Schambein auf dem Boden bleiben - wir heben es bei der Cobra-Pose nicht vom Boden ab.

Der Bauchnabel ist nicht sehr hoch gehoben - maximal für 3 cm oder so. Wenn du es zu hoch anhebst, wird die Biegung eher im Kniebereich stattfinden und nicht im hinteren Bereich.

In der endgültigen Position kannst du deine Arme ganz strecken oder nicht - dies hängt von deiner Rückenflexibilität ab.

Wiederhole das 3-5 mal.

Vergewissere dich in der endgültigen Position, dass deine Schultern nicht angehoben sind.
Drehe sie rückwärts und tiefer, hebe die Brust und strecke den Rücken.

Verlassen der Cobra-Pose: Beim Ausatmen senkst du langsam deinen Kopf entlang der Vorwärts-Abwärts-Linie und beugst deine Arme, senke deinen Nabel, dann deine Brust, Schultern und schließlich deine Stirn bis zum Boden. Entspanne die Rückenmuskeln, besonders den unteren Rückenbereich.

Dies ist ein Zyklus.

Hinweise zur Praxis

Atmung: Einatmen beim Heben des Körpers; in der endgültigen Position normal atmen oder bei dynamischer Leistung den Atem anhalten; Ausatmen, wenn du deinen Oberkörper auf den Boden senkst.

Übungsdauer: Du kannst bis zu 5 Zyklen pro Übung durchführen und die Haltezeit für die endgültige Position schrittweise erhöhen.

Achtung: Konzentriere dich auf die Kombination von Atmung und Bewegung.

Kontraindikationen:
Ulkus Krankheit, Wirbelhernie, Darmtuberkulose, Hyperthyreose.

2. Gasfreisetzung Pose (Pawanmuktasana)

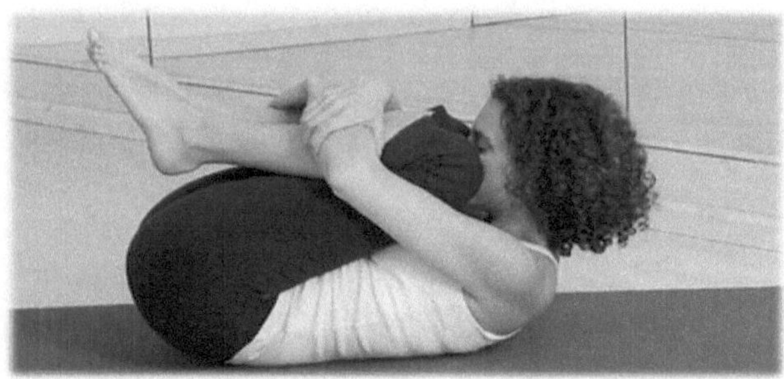

Diese Pose bringt nicht nur Gasentlastung, sondern trainiert den Bauch gut.

1. Lege dich auf den Rücken, halte deine Beine zusammen und gerade.
Lege deine Hände zusammen mit dem Körper auf den Boden. Dies ist die Ausgangsposition.

2. Beuge das rechte Bein und drücke es mit den Händen gegen die Brust. Entspanne wieder den ganzen Körper, auf dem Boden liegend.

3. Atme tief und langsam ein und hebe den oberen Teil deines Körpers, Kopf und Hals hoch, ziehe das rechte Knie noch näher an dich und versuche, das Knie mit der Stirn, der Nasenspitze oder dem Kinn zu berühren.

Das linke Bein ist immer gerade und liegt auf dem Boden. Halte in der endgültigen Position nach dem Einatmen den Atem an. Halte für kurze Zeit den Atem an und du fühlst, wie wohl das tut!

4. Atme langsam aus, kontrolliere deinen Atem, lasse die Schultern sinken und lege dich gleichzeitig auf den Boden. Das rechte Bein muss gebeugt bleiben - du kannst es auf den Fuß legen, wenn du die Muskeln entspannen möchtest, aber senke es nicht auf den Boden in die Ausgangsposition.

5. Mache ein paar Übungen für die rechte Seite, d. h. ändere nicht das Bein (das rechte Bein bleibt gebogen, und das linke Bein ist gerade).

6. Dann, nach Beendigung des nächsten Zyklus, strecke das rechte Bein, biege das linke Bein und mache dasselbe für

die andere Seite - die gleiche Anzahl von Sätzen wie für den rechten Fuß (mit dem rechten Bein gebogen).

7. Biege dann beide Beine und führe einen weiteren Zyklus mit der gleichen Länge durch.
Versuche, mit beiden Beinen das Gleichgewicht zu halten und nicht umzufallen.

Mach alles langsam und vorsichtig.
Führe 3-5 Sätze aus.

Hinweise zur Praxis
Ändere nicht die Reihenfolge: Es ist aufgrund der Physiologie unseres Darms notwendig, das so auszuführen. Wenn du die "Richtung" der Bauchkontraktion änderst, die in dieser Übung auftritt, wirst du überhaupt nicht profitieren.

Außerdem kannst du dich sogar verletzen. Grob gesagt, Nahrung bewegt sich von rechts oben nach links unten im Darm, also mußt du diesen Weg üben und sonst nichts.

Atmen: Bei dieser Übung tief und langsam atmen. Es hat keinen Sinn, das ganze Set schnell, scharf, "energisch" und mit Energie zu machen.

Für unflexible Menschen:
Wenn du das Knie mit dem anderen Knie, der Stirn oder dem Kinn in der endgültigen Position berührst und es schwer für dich ist, den Oberkörper zu heben - keine Sorge, die Pose funktioniert immer noch.

Schritt für Schritt, mit Yoga-Übungen, wird dein Körper flexibler und zuverlässiger, und diese Haltung wird keine Beschwerden und Spannungen mehr verursachen - du wirst es mit Leichtigkeit ausführen und dich dabei wohl fühlen.

Kontraindikationen
Nicht empfohlen für Frauen, die schwanger sind oder während der Periode und für alle während akuter Magen-Darm-Erkrankungen (zum Beispiel bei Durchfall, Ruhr, etc.).

3. Bogenhaltung (Dhanurasana)

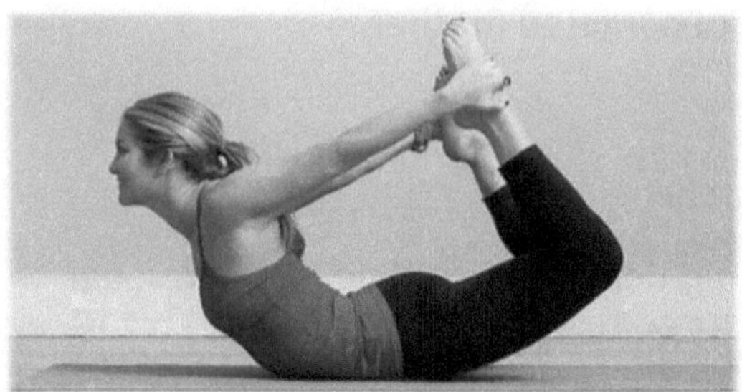

1. Lege dich auf den Bauch, halte deine Beine zusammen, dehne deine Arme entlang des Körpers, mit deinen Handflächen auf dem Boden.

Beuge jetzt deine Beine, erreiche das Gesäß mit deinen Fersen.

Fasse deine Knöchel oder Füße und lege dein Kinn auf den Boden.

Dies ist die Ausgangsposition.

2. Halte die Beine mit den Händen, versuche, die Beine zu strecken und ziehe sie vom Rumpf weg.

Beuge dabei deinen Rücken und hebe Hüfte, Brust und Kopf über den Boden. Die Hände sollten gerade bleiben.

3. Endposition: Der Körper bildet einen Bogen, gerade Arme halten die Knöchel oder die Füße (dadurch sieht dein Körper wie ein Bogen mit einer gespannten Sehne aus), der Bauch liegt auf dem Boden und stützt den Torso.
Die einzigen Muskeln, die in der Bogenhaltung angespannt sind, sind die unbewegten Beinmuskeln.
Die Arme und der Rücken bleiben entspannt.

4. Halte die endgültige Pose solange es ohne Schmerzen geht für dich, dann entspanne deine Beine langsam, senke sie, zusammen mit deiner Brust und dem Kopf, auf den Boden, in die ursprüngliche Position.

Lass deine Füße los und lege dich nur auf deinen Bauch - strecke deine Arme entlang des Torsos - bis dein Atem gleichmäßig wird.

Dies ist ein Satz oder ein Zyklus.
Für eine Übung kannst du 3-5 Sätze durchführen, aber dabei Überanstrengung unbedingt vermeiden.

Hinweise zur Praxis

Atmung: tief einatmen in der ursprünglichen Pose; halte deinen Atem an, während du deinen Oberkörper anhebst;

führe die endgültige Pose entweder während dem Anhalten des Atems durch oder atme tief und langsam; dabei kannst du deinen Körper sanft schwingen im Einklang mit dem Atmen.
Ausatmen, wenn du die Beine senkst und in die Ausgangsposition zurückkehrst.

Die einzigen Muskeln, die wir in der Bow Pose beanspruchen, sind die Beinmuskeln.
Die Arme und der Rücken bleiben entspannt.

Kontraindikationen
Vermeide die Durchführung der Bow Pose, wenn du ein schwaches Herz, hohen Blutdruck, Hernie, Kolitis, Magen- oder Zwölffingerdarmgeschwür hast.

Darüber hinaus führe Dhanurasana nicht vor dem Schlafengehen durch, da es die Funktion des adrenalen und sympathischen Nervensystems stimuliert.

4. Seitlich Strecken-Pose (Parsvottanasana)

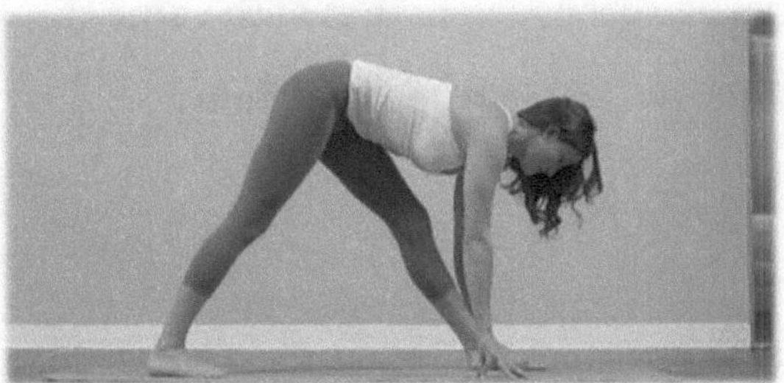

Diese Asana beschleunigt deinen Herzschlag und hilft, zusätzliche Kalorien zu verbrennen.

Parsvottanasana ist eine der wichtigsten Yoga-Posen für Anfänger.

Was es zu meistern gilt, ist der Schlüssel zu vielen anderen Yoga-Posen, einschließlich Bögen und Backbends.

1. Mache einen Schritt mit den Füßen ungefähr 1-Meter (oder mehr).

2. Drehe deine Füße und deinen Oberkörper nach rechts und beuge dich beim Ausatmen nach vorne zum rechten Bein, bis der Körper parallel zum Boden ist.

3. Berühre den Boden oder das Knie deines rechten Beins mit deinen Händen; versuche, den Körper nach vorne zu ziehen, dich im Bauch zu sammeln und die Beine zu strecken.

Beim Einatmen in die Ausgangsposition zurückkehren und für die andere Seite (nach links) wiederholen.

Diese Variante erfordert weniger Dehnung in den Beinen und im Rücken, jedoch wird es nicht flexiblen Menschen helfen, sich auf das Praktizieren von Parsvottasana vorzubereiten.

5. Vollständige Variante von Parsvottanasana

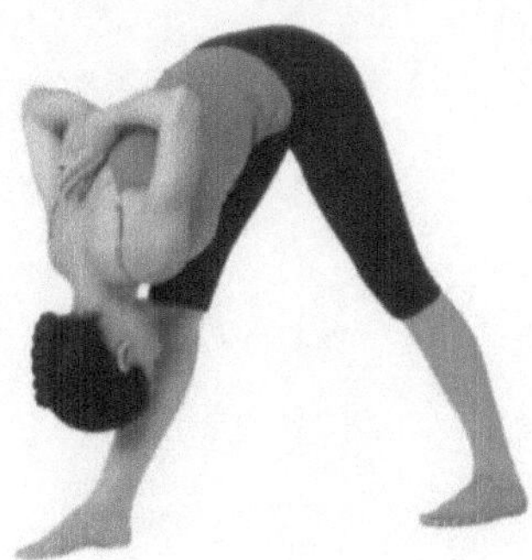

1. Stehe gerade, halte deine Füße zusammen.
Entspanne dich.

2. Einatmen, nach vorne strecken (vorwärts gehen - das macht es einfacher, die Hände hinter den Rücken zu legen; wenn es bequemer ist, kann man sich nach vorne lehnen). Lege deine Hände hinter deinen Rücken und verbinde deine Handflächen in Form einer indischen Grußgeste von Namaste.

Schultern und Ellbogen nach hinten bewegen:

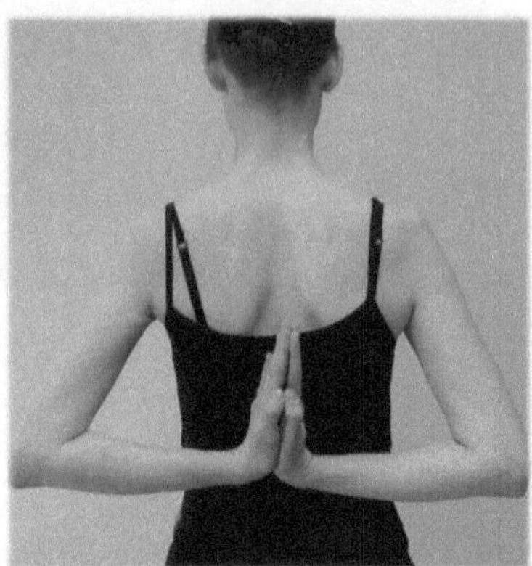

3. Ausatmen, drücke deine Handflächen noch höher entlang deines Rückens, aber vermeide unbedingt Schmerzen oder das Gefühl von übermäßiger Spannung in deinen Händen.

Deine Aufgabe ist es, die verbundenen Handflächen auf die Höhe der Schulterblätter zu bringen. Wenn du dich bückst, dann begradige deine Hände hinter deinem Rücken.

4. Atme ein und stelle dich mit deinen Füßen in 1 Meter Abstand hin.

5. Beim Ausatmen nach rechts drehen; während der rechte Fuß nach rechts auf den Winkel von 90 Grad dreht und der linke Fuß ebenfalls nach rechts auf 75-80 Grad dreht

Strecke den linken Fuß aus und strecke auch das Knie des linken Beines. Beim Einatmen beugst du den Kopf nach hinten und streckst den Rücken und die Schultern.

Überanstrenge dich nicht, weil du das Gleichgewicht in dieser Position verlieren könntest, wenn du deinen Kopf zu sehr nach hinten neigst.

6. Lehne dich beim Ausatmen nach vorne, um das rechte Knie mit deinem Kopf zu berühren.
Nachdem du das gemacht hast, dehnst du deinen Rücken und strecke deinen Nacken - deine Aufgabe ist es, das Bein hinter deinem rechten Knie mit deiner Nase, dann die Lippen und dann mit dem Kinn zu berühren.
Spanne deine Beine an und zieh die Kniescheiben hoch.
Dies ist die endgültige Position.

Halte die endgültige Pose für 20-30 Sekunden bei normaler Atmung.

7. Als nächstes bewegst du deinen Kopf und Oberkörper langsam nach links, zum gegenüberliegenden Knie; dabei bewegst du dich um das Becken.
Hebe den Körper dabei nicht an.

Während du dich zum linken Knie drehst, drehst du gleichzeitig die Füße: der linke Fuß - um 90 Grad nach links, der rechte Fuß - um 75-80 Grad nach links.

8. Nachdem du das linke Knie erreicht hast, führe die gleiche Bewegung aus wie zuvor und beuge dich zum rechten Bein:
Strecke dich, gib den Kopf so weit wie möglich nach hinten, versuche einfach, das Gleichgewicht nicht zu verlieren.
Halte die Hände hinter dem Rücken.

Mache nun eine ganze Drehung zum gegenüberliegenden Knie und beuge deinen Kopf nach hinten, dabei langsam und tief einatmen.

9. Lehne dich beim Ausatmen nach vorne und lege den Kopf auf dein linkes Knie.
Wie zuvor strecke deinen Rücken und Nacken, bis dein Kinn gegen dein Bein hinter deinem linken Knie gedrückt wird.

Halte die endgültige Pose für 20-30 Sekunden und atme normal weiter.

10. Als nächstes beim Einatmen den Kopf in die Mitte (relativ zum ganzen Körper) bewegen, die Füße parallel zueinander stellen und die Beine strecken, dabei den Rücken gerade halten. Beim Ausatmen kehre mit einem Sprung nach Tadasana zurück.

Hinweise zur Praxis
Wenn es dir schwerfällt, die Hände hinter deinem Rücken in der Namaste zu verbinden, kannst du nur mit der anderen Hand das Handgelenk ergreifen und deine Hände hinter deinem Rücken halten.

Wenn du dein Kinn nicht bis zum Knie drücken kannst, kein Problem; versuche einfach, dich soweit wie möglich zu dehnen, soweit, wie es dir noch leichtfällt.
Mit der Zeit wirst du Flexibilität entwickeln und Parsvottanasana vollständig durchführen können.

Der Hauptpunkt hier ist wie folgt: Versuche nicht, deine Beine, Hände und den Rücken mit Kraft zu strecken, um die volle Form dieser Asana zu erreichen.

Die Essenz des Yoga besteht nicht darin, sich selbst schnellstens zu steigern, sondern in einer allmählichen und natürlichen persönlichen Entwicklung.

Alles wird zu seiner richtigen Zeit kommen (gleichzeitig wird sich deine Geduld entwickeln).

Kontraindikationen

Probleme mit den Bandscheiben, chronische Arthritis und Ischias, Asthma, Schwangerschaft, akute Schmerzen in der Wirbelsäule.

6. Krieger Pose 1 (Virabhadrasanaa)

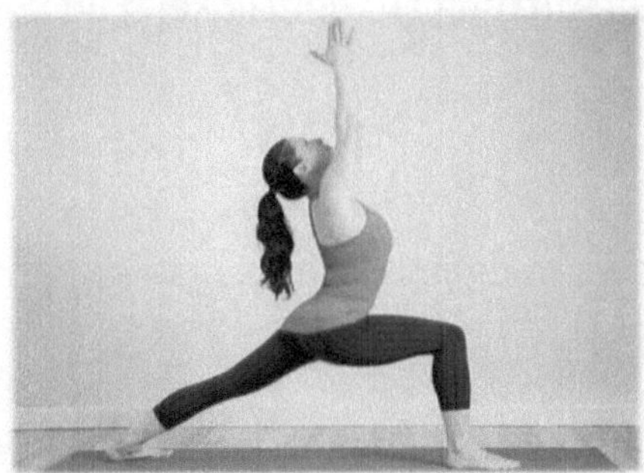

Die Verwendung der ersten Variante von Virabhadrasana bildet die Grundlage für das weitere Erlernen komplizierterer Yoga-Posen;

Außerdem wird die Atmung tiefer, Muskelverspannungen in Schultern und Rücken gelöst, die Oberschenkel schlanker und die Beinmuskulatur wird gestärkt.

1. Steh gerade. Beim Einatmen springst du und stellst die Füße ca. 1 Meter auseinander, strecke die Arme zu den Seiten - sie sollten in Schulterbreite gehalten werden.

2. Als nächstes mußt du das rechte Bein um 90 Grad nach rechts drehen.

Das linke Bein - in die gleiche Richtung - auf 10-15 Grad, mit der zuverlässigen Unterstützung auf dem linken Fuß.

3. Begradige die Beine.
Drehe das Becken so weit wie möglich nach rechts.

4. Beuge das rechte Bein mit dem Schienbein senkrecht und den Ober-schenkel parallel zum Boden.

5. Ziehe die Hüfte des vorderen Beines nach vorne, die Hüfte des anderen Beines nach hinten, und verteile das Gewicht gleichmäßig zwischen den beiden Beinen.
Strecke den Torso mit erhobenen Armen nach oben, die Handflächen gehen über deinen Kopf.

6. Spreize deine Beine ca. 120-130 cm, lege deine Hände auf die Taille.

7. Beim Ausatmen die Füße und den Oberkörper nach rechts drehen und auf das rechte Knie setzen und den Körper nach vorne drücken.

8. Hebe deine Arme beim Einatmen über den Kopf, schließe deine Handflächen und strecke die Arme nach oben.

9. Begradige die Brust, strecke deine Beine und ziehe deine Arme hoch; du kannst entweder vor dich oder zu deinen Händen schauen.

10. Bleibe in dieser Pose für 3-5 Inhalationen - Exhalationen, dann, beim Ausatmen, strecke dein Bein, kehre in die Ausgangsposition zurück und führe die Pose für die andere Seite aus (in diesem Fall - nach links).

Hinweise zur Praxis
Drückst du das Steißbein, stärkst du die Rotation in den Hüftgelenken, verbesserst du deine Blutzufuhr und die Gelenksbeweglichkeit mit den Lotus-Posen.

Konzentriere dich auf alle Gelenke deines Körpers und versuche, sie zu dehnen und die Grenzen zu entfernen. Auf diese Weise wirst du den Energiefluss durch deinen Körper erleichtern und das vielleicht sogar fühlen.

Wenn du eine schwache Hüftmuskulatur hast, könntest du dich auf deine Hände stützen und zu Beginn der Pose auf dem Boden liegen bleiben. Versuche dabei nicht, das Becken hochzuheben.

Yoga für den Gewichtsverlust am Bauch –
nur 15 Minuten pro Tag!

Yoga hat die hohe Anzahl an Posen, die geeignet sind, das Gewicht sowohl der 'getrennten' Bereiche 'als auch des ganzen Körpers zu normalisieren (übrigens wird letzteres fast automatisch erreicht, als' Nebeneffekt 'des regelmäßigen und vernünftigen Yoga-Übens).

Wenn du jedoch an "lokalisierten" Bereichen interessiert bist, so ist das auch möglich.

Wir werden uns eine dieser Varianten anschauen -
Yoga zur Gewichtsreduktion im Bereich des Bauches.
Natürlich solltest du dich nicht der Illusion hingeben, dass auf die Dauer 15 Minuten tägliches Training für dich genug sind.

Allerdings kann auch ein kurzes, aber regelmäßiges Üben wesentlich zum Lösen des Problems in den bestimmten Zonen beitragen.

Dieses Set basiert auf dem Prinzip des "Vinyasa", d. h. Des Flusses, wobei eine Pose in Kombination mit einer regelmäßigen, gleichmäßigen Atmung in eine andere "fließt".

1. Plank-Haltung (Chaturanga Dandasana I)

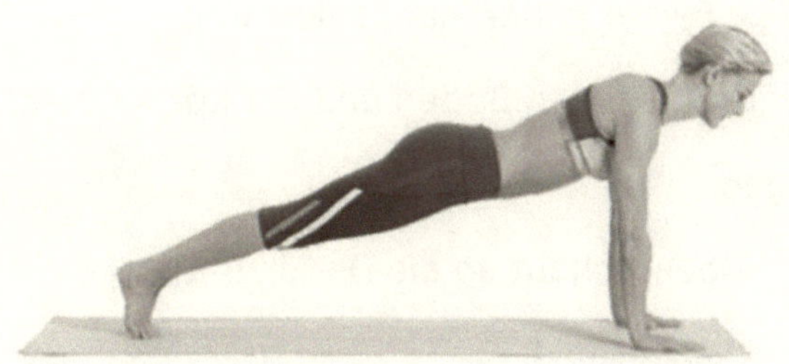

1. Grundhaltung ist die Liegestütze. Senke nun sanft deine Unterarme auf den Boden, diese sollten parallel zueinander sein.
Übertrage das Körpergewicht auf die Unterarme und Zehen, belaste die Knie und sammle dich im Bauch und bringe die Schulterblätter zur Wirbelsäule.

2. Spanne das Gesäß noch mehr, sammle dich in den Magen, richte deinen Körper gerade aus, spüre die Spannung in der Mitte, die Stärke deiner Bauchmuskeln.

3. Begradige die Wirbelsäule in eine (gedachte) Linie von oben bis zu den Fersen, versuche, dich im Magen zu sammeln und strecke gleichzeitig die Wirbelsäule in einer Ebene parallel zum Boden.
Halte diese Position für 30 - 90 Sekunden.

Hinweise zur Praxis
Es gibt zwei häufige Fehler in der Plankenleistung.
Zuerst fällt das Becken auf den Boden und der Körper biegt sich in einem Bogen.
Zweitens - das Steißbein schaut an die Decke, und der untere Rücken wird abgesenkt.

Um diese Fehler zu vermeiden, richte das Steißbein auf die Fersen und den Unterbauch aus und auf die Brust.
Deine Bauchmuskeln sollten die gleiche Spannung haben wie die Muskeln der Hüften und der Kniescheiben.

Drücke Fingerbasen und Fingerspitzen auf den Boden,
drücke den Boden mit Gewalt von dir weg.
Ziehe die Fersen leicht nach hinten.

Wärme vor dem Training auch deine Hände auf.
Wenn du Probleme mit den Händen hast, achte bitte
darauf, diese Asana vorsichtig durchzuführen.

Dies ist die Plank Pose, unsere primäre Position, von der
wir weitergehen werden.

Atme normal.
Fühle die Spannung im Körper, mit besonderer
Aufmerksamkeit auf den Bauchbereich.

Die Konzentration auf einen bestimmten Bereich des
Körpers kann die Wirkung von Yoga-Übungen in diesem
Bereich (mehrmals, buchstäblich) deutlich erhöhen.

2. Seitenplanke Pose (Vasisthasana)

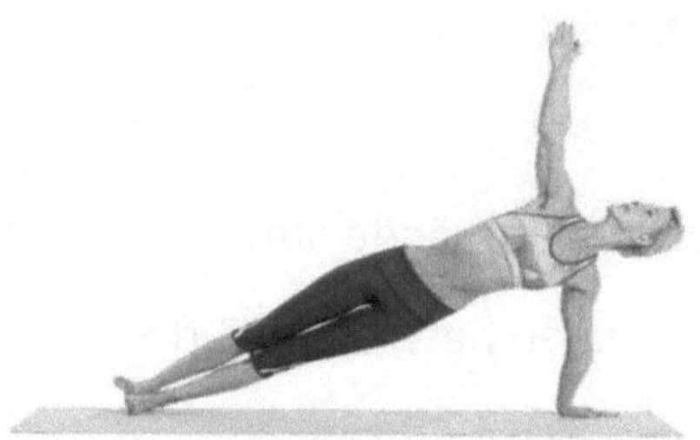

1. Positioniere die linke Hand in der Mitte, bringe das Körpergewicht darauf und beim Ausatmen drehe dich nach rechts, hebe die rechte Hand gerade hoch und rolle auf den linken Fuß, um auf der Außenseite zu ruhen .

2. Lege den rechten Fuß auf den linken und drehe den ganzen Körper zur Seite, die linke Seite nach unten, die rechte nach oben.

3. Halte deine Beine und Arme gerade, beuge nicht deinen Rücken, schaue dir die rechte Hand an (die Handfläche). Bleibe für einige Sekunden in dieser letzten Position und atme ruhig.

Strecke die Wirbelsäule sanft und versuche, dich noch mehr zu strecken. Stelle dir vor, wie sich deine Brust ausdehnt und dein Bauch sich dehnt.

4. Beim Ausatmen kehre zur Plankenpose zurück und lege die rechte Hand und das rechte Bein auf den Boden, wobei dein Gesicht den Boden beobachtet.

Dann für die andere Seite symmetrisch wiederholen.

Hinweise zur Praxis
Die Haupt "Belastung" ruht auf einer der Hände, der Körper ist zu dieser Zeit im Winkel von 45 Grad.
Um Vasishthasana gut zu beherrschen, könntest du versuchen, es gegen die Wand zu üben, um das Gleichgewicht zu halten.

Um die Muskeln zu entspannen und zu stärken, halte Vasishthasana für mehrere Atemzyklen.
Atme ruhig und gleichmäßig und leite die Energie vom Zentrum zu den Händen.

3. Viergliedrige Stabhaltung (Chaturanga Dandasana II)

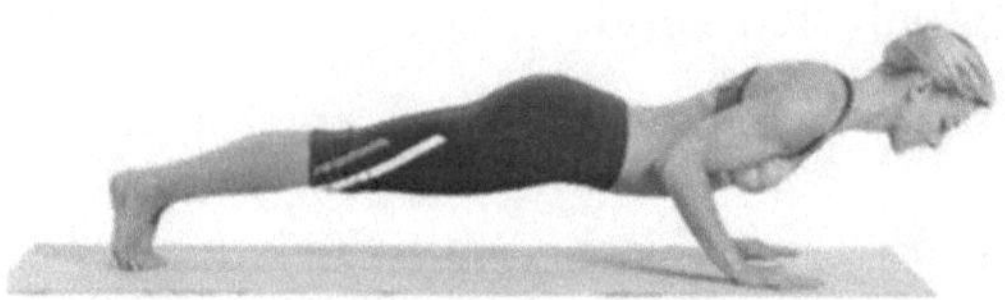

1. Von der Planke, beim Einatmen, sanft auf den Boden senken (aber nicht darauf liegen!),

Die Ellbogen im Winkel von 90 Grad biegen.

Halte deine Unterarme und Ellbogen nahe an deinem Körper.

Der obere Teil deines Körpers sollte sich strecken, die Brust sollte sich ebenfalls strecken und die Schulterblätter sollten nach hinten bewegt werden.

2. Halte den Kopf gerade. du kannst entweder vor dich oder auf den Boden schauen; lass deinen Kopf nicht fallen.

3. Endposition: Der Körper ist parallel zum Boden und ruht nur auf den Zehen und auf den Handflächen (die nach vorne gerichtet sind).

Dein Körper muss wie ein gerader Stock sein, also verbiege dich nicht auf irgendeine Seite.

4. Bleibe rund 30 Sekunden in dieser Position und atme gleichmäßig.

Dann, beim Ausatmen, kehre zur oberen Position der Planke zurück, d. H. drücke dich vom Boden ab.

Hinweise zur Praxis

Konzentriere dich wieder auf die Bauchmuskeln und auf deinen Atem und auf den geraden Rücken.

Wenn es Dir schwerfällt, diese Liegestütz zu machen, versuche, nicht auf den Zehen, sondern auf den Knien zu ruhen.

Beuge deinen Rücken nicht.

4. Ellenbogen Plank Pose (Sampattasana)

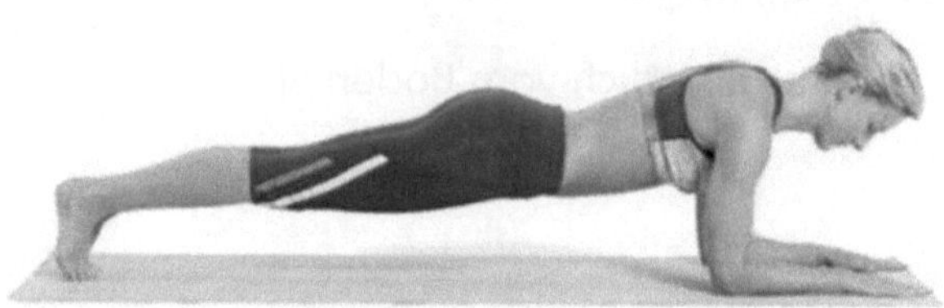

1. Von der oberen Planke beim Einatmen beugst du die Arme und legst die Ellenbogen auf den Boden, wobei du das Gewicht des vorderen Teils deines Körpers auf sie überträgst

Lege die Ellbogen auf Schulterbreite; lege deine Handflächen auf den Boden und zeige mit den Fingern nach vorne.

Der Schultergürtel soll offen sein; Die Schulterblätter sollten sich auf-einander zu und leicht nach unten bewegen.

2. Die Beine sollten auf den Zehen ruhen.

Halte deinen Körper gerade.

Halte diese Position für 30 Sekunden bis zu 1 Minute und atme gleichmäßig.

Beim Ausatmen kehre in die obere Position der Planke zurück (die oberste Position, wenn du dich vom Boden weggehoben hast).

5. Bootshaltung (Navasana)

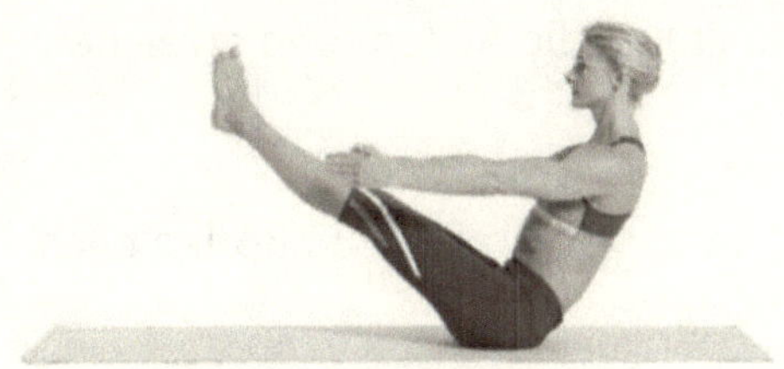

1. Von der oberen Planke beim Ausatmen, lege deine Beine nebeneinander und lege sie zwischen die Handflächen; Hebe das Becken über den Boden und nimm die nach vorne gebeugte Position ein.

Jetzt einatmen; beim Ausatmen beugst du die Beine, während du auf dem Boden sitzt.
Strecke deine Beine nach vorne. Lege deine Handflächen auf den Boden, auf beiden Seiten der Hüfte, in der Nähe des Beckens.

2. Richte deinen Rücken (so weit wie möglich) mit gestreckten Armen aus und schaue nach vorne. Konzentriere deine Aufmerksamkeit auf den Bauch.

3. Einatmung - Ausatmung; Beim Einatmen langsam nach hinten lehnen, den Rücken geradehalten und die geraden Beine hochziehen, bis die Zehen die Augenhöhe erreichen.

Strecke deine Arme und halte sie parallel zum Boden nach vorne. Halte diese Pose so lange wie möglich, aber überanstrenge dich nicht. Atme tief und gleichmäßig, versuche mit deinem Bauch zu atmen.

4. Verlassen der Pose: Beim Ausatmen senke deine Beine auf den Boden, schiebe deinen Körper nach vorne und lege deine Handflächen auf den Boden, auf beiden Seiten deiner Hüften.

6. Halbe-Boot Pose - Ardha Navasana

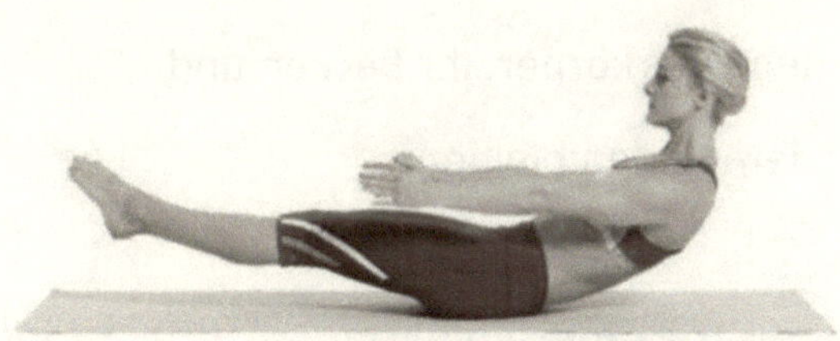

Es gibt verschiedene Möglichkeiten, diese Pose einzunehmen.

Wenn du nach dem Ausführen von Navasana noch genug Kraft hast, könntest du direkt von dieser Position in die Pose wechseln:

Senke die Beine und den Rumpf leicht ab, um einen Winkel von 45-30 Grad zwischen dir und dem Boden zu erreichen. Wenn das nicht zu schwer ist, dann tu es von Anfang an. Die Art der Leistung

1. Lege dich auf den Rücken, entspanne dich.

2. Hebe beim Einatmen die gestreckten Beine, die oberen Teile deines Rumpfes, die Arme und Beine über den Boden.

Aber hebe sie nicht zu hoch: Der Winkel zwischen den Beinen und dem Boden sollte 30-45 Grad betragen; Gleiches gilt für deinen Oberkörper. Ihr Becken und Steißbein sollte auf dem Boden bleiben.

In der angehobenen Position fühlst du die Spannung nicht nur in deinem Bauch, sondern im ganzen Körper, was normal ist. Der Hauptpunkt hier ist, mit dem Bauch zu atmen (wenn du nicht den Atem anhältst), und auch tief durchzuatmen.
Freue dich über den Erfolg, halte deine Beine zusammen, strecke deine Arme entlang des Torsos, angehoben, parallel zum Boden.

3. Dies ist die endgültige Position.
Halte sie so lange wie möglich, aber überanstrenge dich nicht. In dieser Übung kannst du entweder nach der Inhalation (effizienter) den Atem anhalten oder mit dem Bauch atmen.
4. Wenn du fertig sind, lege dich beim Ausatmen auf den Boden und entspanne dich vollständig.
Bleibe ein paar Minuten, denke an nichts, ruhe dich aus. Du könntest einfach beobachten, wie dein Atem fließt, ohne zu versuchen, es zu kontrollieren.

Dies ist die klassische Variante von Ardha Navasana.

Um dieses Asana zu vereinfachen, kannst du deinen Rücken mit einem Handgelenksgriff hinter deinem Kopf abrunden.

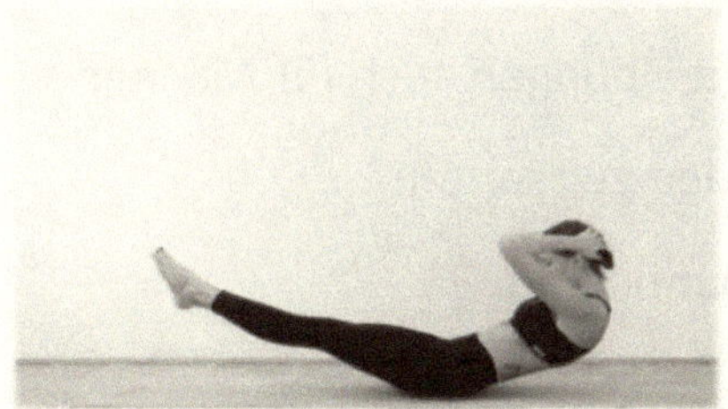

Du kannst auch deine Beine beugen und dazu deine Arme parallel zum Boden ausstrecken

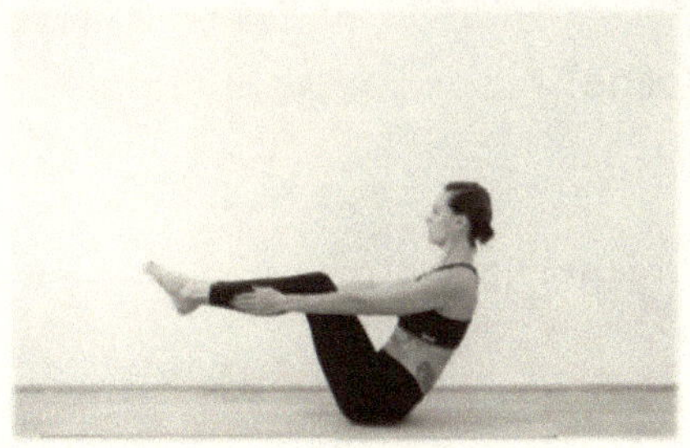

Yoga zum Abnehmen an Beinen und Hüften:
12 Übungen für die Praxis zu Hause

Obwohl es meistens Frauen sind, die an der Gewichtsabnahme an den Hüften interessiert sind, sollten die unten aufgeführten Yoga-Übungen auch für Männer geeignet sein, wenn sie an den genannten Problembereichen arbeiten möchten.

Hier hängt alles von Dir ab, also von folgenden Schlüsselfaktoren des Erfolges:

• Regelmäßigkeit der Übungen (im Idealfall jeden Tag oder mindestens dreimal pro Woche)

• Allmähliche Entwicklung (nichts überstürzen)

• Konzentration (tu nichts anderes, wenn du deine Übungen machst)

• Entspannung (deine Muskeln werden sich natürlich anstrengen, aber im Allgemeinen versuche, dich in der endgültigen Position zu entspannen, es sei denn, es gibt eine andere Richtlinie).

In welchem Ausmaß kann Yoga für die Gewichtsabnahme von Beinen und Hüften wirksam sein?

Traditionell lag der Schwerpunkt des Yoga auf der Gesundheit der Wirbelsäule als Grundlage für den ganzen Körper.

Dennoch beeinflussen Yoga-Posen oft andere Teile des Körpers (und oft auch mehrere Teile gleichzeitig).

1. Stuhlhaltung (Utkatasana)

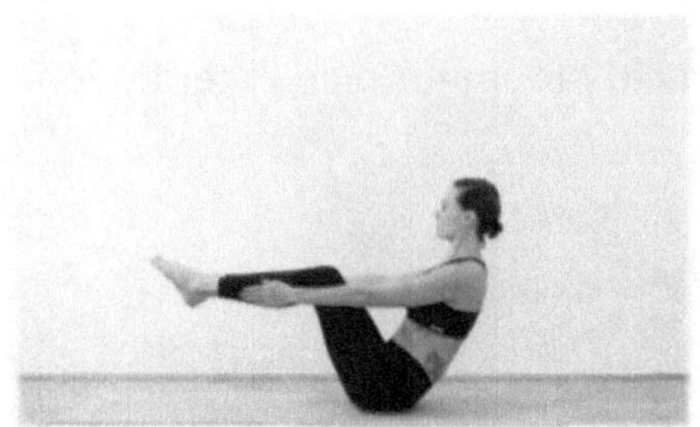

Es sieht ziemlich einfach aus; und dennoch kann die Stuhl-Haltung einige Anstrengungen von deinen Beinen erfordern, besonders in der Anfangsphase.

Im Laufe der Zeit wird es einfacher werden, diese Pose einzunehmen, und deine Flexibilität wird ebenfalls zunehmen.

1. Stehe gerade, halte deine Füße zusammen.

2. Hebe beim Einatmen die Hände über den Kopf. Halte beim Ausatmen die Arme hoch, beuge deine Beine, bis du die Position erreichst, als ob du auf einem Stuhl sitzen würdest (der aber tatsächlich fehlt).
Das heißt, du müßtest zu dem Punkt kommen, an dem die Beine ungefähr im Winkel von 90 Grad abgewinkelt werden.

3. Halte deine Knie zusammen. Es kann zunächst schwierig sein, also beuge deine Beine in einem für dich akzeptablen Winkel.
Dies ist die endgültige Position.

4. Bleibe 30 bis 60 Sekunden in der letzten Position, atme gleichmäßig, kehre dann beim Ausatmen in die Stehposition zurück, atme ein und beim Ausatmen strecke deine Hände entlang des Körpers.
Du kannst es 3-5 mal wiederholen, nur nicht überanstrengen.

2. Pavanmuktasana (Variante)

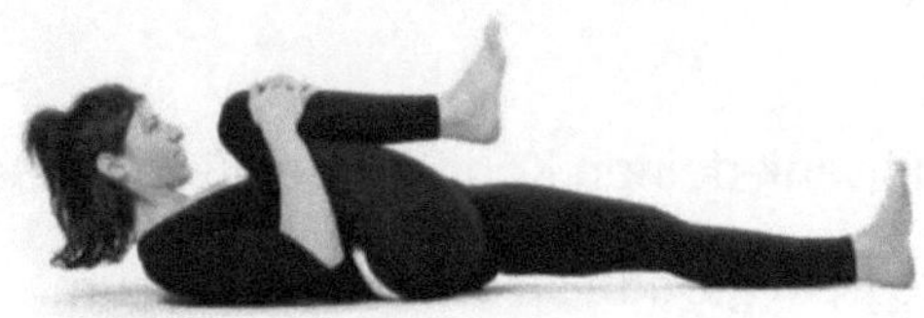

1. Lege dich auf den Rücken, strecke deine Arme entlang des Körpers und halte deine Beine fast zusammen. Entspanne dich. Schließe deine Augen.

2. Hebe beim Einatmen das linke Bein an, um es senkrecht zum Boden zu halten (so gut du es kannst), damit der Fuß an die Decke "schaut".
Hebe nicht das rechte Bein vom Boden ab (aber versuche auch nicht, das rechte Bein zu belasten).

3. Beim Ausatmen entspannst du die Bauchmuskeln, beuge das linke Bein zu dir, damit dein Oberschenkel die Brust erreicht.
Greife gleichzeitig den linken Fuß, hebe den Kopf und berühre das linke Knie mit der Nase.

Bleibe 5-10 Sekunden in dieser Haltung (die Atmung kann verzögert oder normal sein).

4. Atme tief ein und senk deinen Kopf auf den Boden. Beim Ausatmen das linke Bein gerade strecken und bis zum Boden absenken.

Wiederhole das gleiche mit dem rechten Bein.

3. Tiefe Kniebeugen

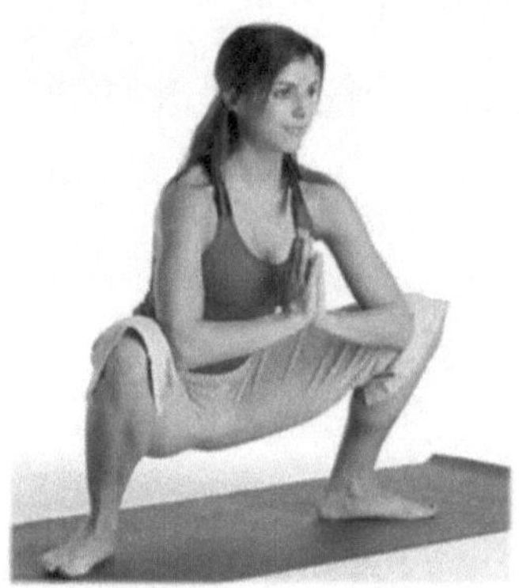

1. Stehe gerade, stelle deine Füße ungefähr 30 cm breit auseinander, strecke deine Arme vor deinen Körper, parallel zum Boden, mit den Handflächen nach unten.

2. Atme tief ein, setze dich hin und versuche, deine Beine im Winkel von 90 Grad auseinanderzuhalten.

3. Nach dem vollständigen Kniebeugen sofort beim Ausatmen in die Ausgangsposition zurückkehren.

4.Glücklicher Säugling Pose (Ananda Balasana)

Diese Übung ist ziemlich einfach.
Aber es ist besser, es nicht auf dem harten Boden zu machen, besser auf einer Matte.

1. Lege dich auf den Rücken. Beim Ausatmen ziehe die Beine an und bringe sie zur Brust.

2. Nimm deine Füße mit den Händen (näher an den Zehen). Deine Arme sollten vor den Knöcheln platziert werden, halte die Füße von der Außenseite.

3. Atme ein, und beim Ausatmen ziehe deine Füße zu dir, während du deine Schultern auf dem Boden ausbreitest. Ziehe die Füße weiter zu dir hin und öffne die Knie.

Die Knöchel sollten über den Knien bleiben.

4. Strecke deinen Rücken auf dem Boden und versuche, den Boden mit deinem Steißbein zu berühren. Bleibe für eine Minute in der endgültigen Position, atme, wenn möglich, normal.
Dann, beim Ausatmen, lasse die Füße allmählich los, strecke deine Beine und entspanne dich.

5.Krieger Pose (Variante 1) (Virabhadrasana I)

Siehe im Set 'Einfaches Yoga zur Gewichtsreduktion' (Punkt 5).

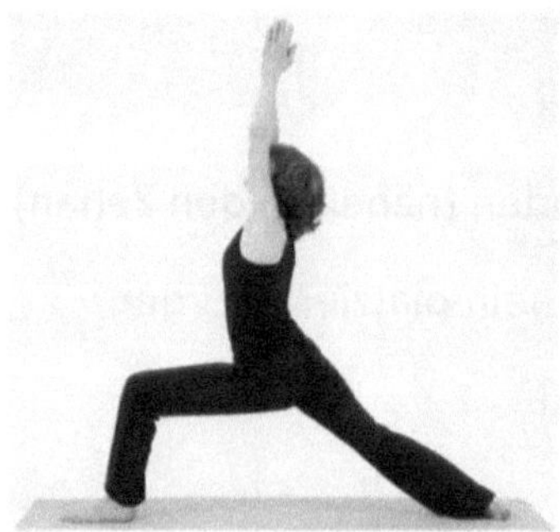

6.Krieger Pose (Variante 2) (Virabhadrasan II)

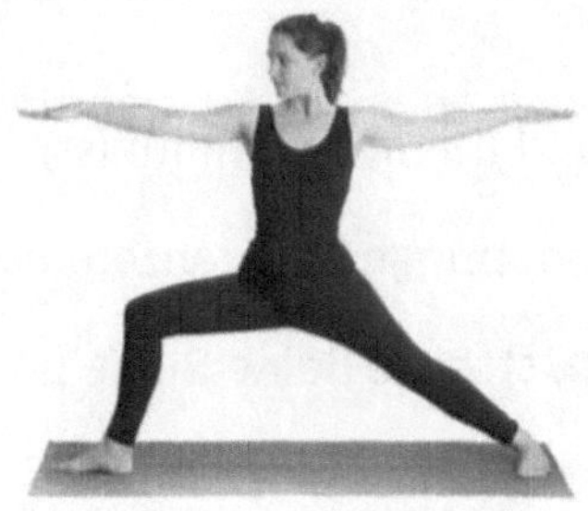

Das Prinzip der Leistung ist das gleiche wie in der

Kriegerpose 1;

Halte die Arme in der endgültigen Position aber nicht über

dem Kopf, sondern an den Seiten, parallel zum Boden.

7. Brückenhaltung (Setu Bandhasana)

1. Lege dich auf den Rücken, strecke deine Hände entlang

des Körpers, deine Beine liegen frei.

2. Nun ziehst du die Beine an und drückst die Füße zum

Gesäß.

3. Hebe nun das Becken beim Einatmen über den Boden,

um den Winkel zu den gebeugten Beinen von etwa 90 Grad

zu erreichen.

Der Kopf und der Hals bleiben auf dem Boden, ebenso deine Hände (sie liegen an den Seiten).

4. Bleibe in dieser Position, während du dich wohl fühlst, atme normal, dann beim Ausatmen, bringe den ganzen Oberkörper wieder auf den Boden, strecke deine Beine und entspanne dich.

8. Nach unten blickender Hund (Variante auf drei Beinen) (Adho Mukha Svanasana)

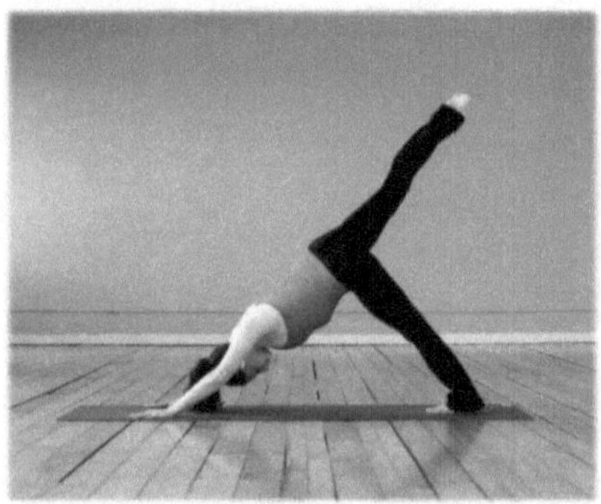

1. Stehe gerade, deine Hände und Füße sollten senkrecht zum Boden sein.

2. Stehe beim Einatmen auf deine Zehen.

3. Beim Ausatmen die Beine strecken und das klassische Asana des nach unten gerichteten Hundes nehmen (Anleitung siehe weiter oben).

4. Du machst den typischen „Nach unten blickender Hund auf drei Beinen", indem du in der Endposition, beim Ausatmen, zuerst ein Bein, dann ein anderes anhebst. Bleibe in der Position mit dem erhobenen Bein für 3-5 Ein- und Ausatmungen.

9.Gebundene Winkel Pose oder Schuster Pose (Baddha Konasana)

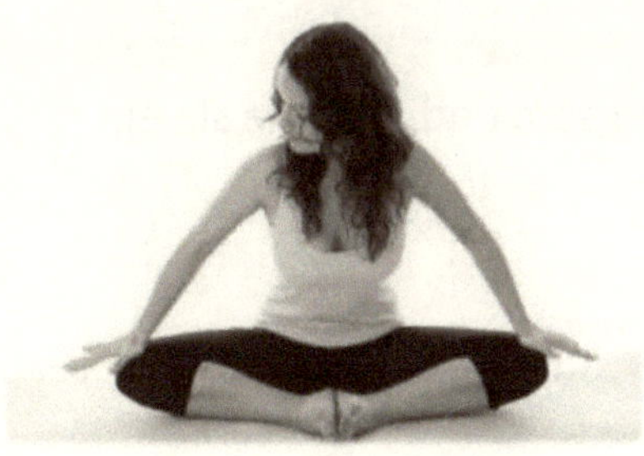

Die Vollversion dieses Asanas ist für die meisten Anfänger im Yoga ziemlich schwierig, also versuche es so gut es dir möglich ist.

1. Setze dich auf den Boden und ziehe die Beine zu dir, damit sich die Füße an den Fußsohlen berühren.

2. Versuche nun, deine Füße näher zu dir zu ziehen - im Idealfall sollten sie direkt neben dem Schritt bleiben.

3. Oder du könntest versuchen, die verbundenen Füße zu erreichen und dir mit deinen Händen zu helfen, aber bitte passe auf, nicht überdehnen und verletze dich nicht!

4. Wenn du die endgültige Position erreichst, bleib, wie auf dem Bild, darin, während du dich wohl fühlst, und atme ruhig weiter.

5. Dann strecke die Beine langsam und schüttle sie ein wenig aus.

10.Heuschrecke Pose (Möglichkeit) (Salabhasana)

1. Leg dich auf deinen Bauch. Strecke deine Arme entlang des Körpers, halte deine Beine zusammen.

2. Hebe beim Ausatmen Kopf, Schultern, Arme, Brust und Beine über den Boden.

3. Bleibe für ein paar Sekunden so und senke dich beim Einatmen wieder ab.

Beim Heben bleibt der untere Teil des Bauches immer auf dem Boden.

Wiederhole die Pose für 3-5 mal, aber überanstrenge dich nicht.

Wenn du Bluthochdruck oder Probleme mit dem Herzen und/oder mit dem Rücken hast, sei vorsichtig.

Dies ist die Variante der Heuschrecke Pose; in der Regel werden die Hände auf den Boden gelegt.

11. Variante der Kriegerhaltung

1. Gehe in die Pose Virabhadrasana 2

2. Beuge dich vorsichtig rückwärts, lege die linke Hand auf die Rückseite des linken Beins und hebe die rechte Hand über deinen Kopf.

3. Bleibe für 3-5 Atemzüge in dieser Pose und wiederhole die Übung dann für die andere Seite.

12. Erweiterte Seitenwinkelhaltung (Utthita Parsvakonasana)

1. Stehe gerade.
Beim Einatmen hebe das linke Bein vor deinen Körper.

2. Beim Ausatmen versuche, die Zehen (oder den Knöchel) des linken Beins mit deiner Hand zu greifen, dann drehe den linken Fuß um 90 Grad nach links und stütze ihn mit deiner linken Hand ab.

Halte deine rechte Hand an deiner Taille. Dreh den Kopf nach rechts.

3. Bleibe für einige Sekunden in der endgültigen Position, atme frei.
Kehre dann in die Ausgangsposition zurück und wiederhole alles mit dem rechten Bein.

Das alles war natürlich nur ein Teil des Ganzen!
Es ist bei weitem nicht alles, was wir verwenden können bei Yoga für die Gewichtsabnahme, nein, es gibt zahlreiche verschiedene Posen, die z. B. deine Beine schlanker machen können, deinen Bauchumfang verringern, aber nicht alle Übungen werden für Anfänger geeignet sein.

Aber die oben beschriebenen Posen sind ausreichend für eine regelmäßige Übung, besonders auch für Anfänger.

Diese Posen gehören übrigens auch zu Yogaübungen zur Gewichtsabnahme für den ganzen Körper.

Liebe Leser!

Ich hoffe, das Buch hat Ihnen gefallen und hilft Ihnen weiter auf dem Weg zu einem gesunden Körper, mehr Beweglichkeit und auch zum individuellen Wohlfühlgewicht.

Die Übungen (Asanas) sind teilweise etwas schwierig für Anfänger, aber im Endeffekt können sie die Meisten ohne Probleme mit der Zeit nachmachen.

Mit den besten Wünschen für ein gesundes, entspanntes Leben!

Theresa Compo

PS: Wenn Sie zufrieden sind mit diesem Buch würde ich mich über eine positive Rezension sehr freuen! Danke!

IMPRESSUM

Haftungsausschluss:

Die Inhalte dieser Publikation wurden sorgfältig recherchiert und sind zum Zeitpunkt der Buchveröffentlichung aktuell. Fehler sind jedoch nicht auszuschließen und es wird daher keine Haftung für Aktualität, Korrektheit und Vollständigkeit übernommen.. Autor und Verleger übernehmen keinerlei Verantwortung oder Haftung (Gewährleistung) für Schäden, die durch eventuell verbliebene Fehler sowie Nutzung der im Buch angeführten Vorgehensweisen entstehen.

Trotz sorgfältiger Prüfung können wir keine Haftung für die Inhalte externer Links übernehmen. Für den Inhalt dieser Seiten sind ausschließlich deren Betreiber/Ersteller verantwortlich.

www.ingramcontent.com/pod-product-compliance
Lightning Source LLC
Chambersburg PA
CBHW051456250726
48655CB00001B/446